BORDERLINE

Paul T. Mason e Randi Kreger

BORDERLINE

Como conviver com uma pessoa com emoções extremas e retomar o controle da sua vida

Traduzido por Alves Calado

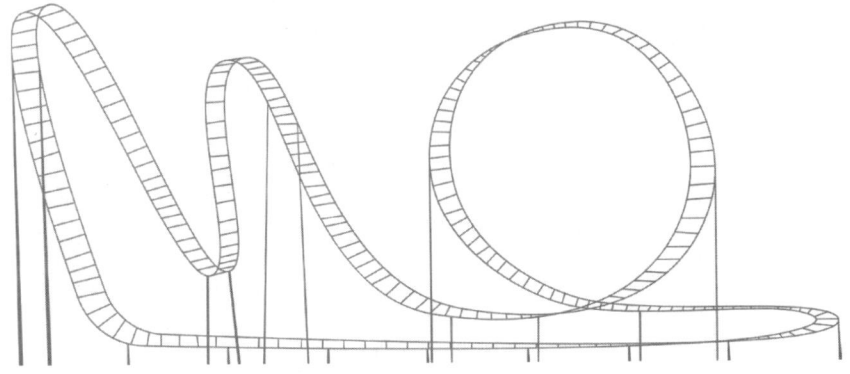

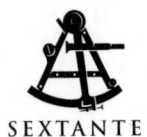

SEXTANTE

Título original: *Stop Walking on Eggshells*
Copyright © 2020 por Paul T. Mason & Randi Kreger
New Harbinger Publications, Inc.
5674 Shattuck Avenue
Oakland, CA 94609
www.newharbinger.com

Copyright da tradução © 2025 por GMT Editores Ltda.

Todos os direitos reservados. Nenhuma parte deste livro pode ser utilizada ou reproduzida sob quaisquer meios existentes sem autorização por escrito dos editores.

coordenação editorial: Alice Dias
produção editorial: Livia Cabrini
preparo de originais: Ana Carolina Lins
revisão: Hermínia Totti e Tereza da Rocha
diagramação: Ana Paula Daudt Brandão
capa: DuatDesign
imagem de capa: Daria Neliakott / Shutterstock
impressão e acabamento: Bartira Gráfica

CIP-BRASIL. CATALOGAÇÃO NA PUBLICAÇÃO
SINDICATO NACIONAL DOS EDITORES DE LIVROS, RJ

M368b

Mason, Paul T.
    Borderline : como conviver com uma pessoa com emoções extremas e retomar o controle da sua vida / Paul T. Mason, Randi Kreger ; tradução Alves Calado. - 1. ed. - Rio de Janeiro : Sextante, 2025.
    288 p. ; 23 cm.

    Tradução de: Stop walking on eggshells
    ISBN 978-65-5564-980-2

    1. Distúrbios de personalidade. 2. Distúrbios de personalidade borderline. I. Kreger, Randi. II. Calado, Alves. III. Título.

24-94611   CDD: 616.8582
                      CDU: 616.89-008.485

Gabriela Faray Ferreira Lopes - Bibliotecária - CRB-7/6643

Todos os direitos reservados, no Brasil, por
GMT Editores Ltda.
Rua Voluntários da Pátria, 45 – 14º andar – Botafogo
22270-000 – Rio de Janeiro – RJ
Tel.: (21) 2538-4100
E-mail: atendimento@sextante.com.br
www.sextante.com.br

Apertem os cintos. Vai ser uma noite turbulenta.
– Bette Davis, *A Malvada*

Não importa quão confusos, inseguros ou desconfiados estejamos com o que se passa em nossas relações interpessoais: jamais conseguimos silenciar a voz interior que sempre nos diz a verdade. Talvez não gostemos dela e frequentemente a deixemos murmurando do lado de fora da nossa consciência, sem pararmos para ouvi-la. No entanto, quando lhe damos atenção, somos conduzidos à sabedoria, à saúde e à clareza. Essa voz é a guardiã da nossa integridade.
– Susan Forward, Ph.D.

Este livro é dedicado às crianças, de todas as idades, cujas vidas foram afetadas de alguma forma pelo transtorno da personalidade borderline. E também aos nossos professores: as centenas de pessoas que nos contaram suas histórias, compartilharam suas lágrimas e dividiram conosco suas percepções. Vocês tornaram possível este livro.

Sumário

Introdução 9

PRIMEIRA PARTE
Entendendo o comportamento borderline 13

CAPÍTULO 1 Alguém que você ama tem transtorno da personalidade borderline ou narcisista? 15
CAPÍTULO 2 O que é o transtorno da personalidade borderline? 33
CAPÍTULO 3 O narcisista 59
CAPÍTULO 4 A vida numa panela de pressão: como o comportamento borderline afeta você 76

SEGUNDA PARTE
Recupere o controle da sua vida 89

CAPÍTULO 5 Mude a si mesmo 93
CAPÍTULO 6 Entendendo sua situação: estabeleça limites e aprimore habilidades 118
CAPÍTULO 7 Afirme suas necessidades com clareza e confiança 146
CAPÍTULO 8 Crie um plano de segurança 171
CAPÍTULO 9 Proteja as crianças do comportamento borderline 189

TERCEIRA PARTE
Resolva questões delicadas   211

CAPÍTULO 10 O golpe final: o filho borderline   213
CAPÍTULO 11 Mentiras, boatos e acusações: campanhas de
                difamação   233
CAPÍTULO 12 E agora? Como tomar decisões sobre
                seu relacionamento   244
APÊNDICE A Causas e tratamentos do TPB   256
APÊNDICE B A prática da atenção plena   263
APÊNDICE C Você está sofrendo abusos?   267

Agradecimentos   273
Fontes de orientação   277
Referências   285

Introdução

Desde que a primeira edição deste livro foi publicada, em 1998, mais de 1 milhão de exemplares, em 15 idiomas, foram vendidos. Naquela época, a maioria das pessoas estava apenas começando a usar celulares e a internet.

A princípio, este livro foi recusado por muitas editoras com o argumento de que "ninguém sabe o que é transtorno da personalidade borderline". Assim, tivemos que lutar para conseguir cada migalha de informação possível.

Hoje existem até filmes e seriados em que os personagens têm esse transtorno (não que façam uma representação *acurada*). Mas a sigla TPB corre por aí – e muita gente já sabe o que ela significa. Na internet encontram-se várias informações fornecidas por médicos, psicólogos, pessoas com o transtorno e familiares.

E muito disso se deve ao sucesso deste livro. Nossa intenção era escrever um ótimo guia sobre TPB para as famílias. No entanto, o livro acabou se tornando uma referência sobre o assunto. Nós viralizamos quando ainda não se falava em viralizar. Assim que as pessoas ouviam uma descrição do comportamento borderline e identificavam alguém conhecido, compravam um exemplar. A mera possibilidade de nomear o comportamento complexo de um ente querido é capaz de mudar vidas.

Esta nova edição foi revista e atualizada, trazendo, entre outras coisas:

- *Informações sobre as pesquisas mais recentes a respeito do TPB, além de novas estratégias e surpreendentes descobertas sobre o transtorno.*

- *Foco tanto em homens quanto em mulheres.* Pesquisas recentes determinaram que metade das pessoas com TPB é do sexo masculino. Assim, neste livro, discorremos sobre homens com TPB em uma seção específica e discutimos como o transtorno se manifesta de modo diferente conforme o gênero da pessoa. Também há uma seção especial, incluída no Apêndice C, para homens vítimas de violência doméstica.

- *Informações sobre o transtorno da personalidade narcisista (TPN).* Acrescentamos um capítulo sobre esse transtorno porque um novo estudo demonstrou que quatro em cada dez pessoas com TPB também têm TPN. A maioria dessas pessoas com TPB tem o tipo não convencional, que nega a existência do transtorno e resiste ao tratamento.

- *Um capítulo especial para os pais de crianças e adolescentes com TPB.* Esse capítulo fornece uma grande quantidade de orientações, ideias e informações, além de empatia, compreensão e inspiração.

- *Uma seção totalmente nova e atualizada sobre fontes de orientação.* Ela inclui livros, sites, organizações e muitas outras fontes de ajuda, informações e esperança.

- *Informações detalhadas sobre as diferenças entre o TPB convencional e o não convencional.*

Nas últimas duas décadas, Randi entrevistou milhares de pessoas e documentou dois tipos diferentes de TPB. As pessoas que têm um dos tipos do transtorno costumam agir de modo completamente diferente daquelas que têm o outro, ainda que os dois grupos apresentem as mesmas características básicas. Neste livro, haverá ocasiões em que falaremos especificamente sobre um ou outro tipo. Quando for o caso, deixaremos claro no texto.

O primeiro grupo, o do tipo *convencional*, é composto de pessoas que foram diagnosticadas com TPB. Elas sofrem, procuram tratamento e se identificam como borderlines. Assim, atendem à representação convencional na literatura científica e podem ser incluídas em estudos e pesquisas, porque quase sempre se mutilam e têm pensamentos suicidas.

O segundo grupo, muito maior, é composto de indivíduos que acreditam não ter problemas. Eles projetam a própria dor nos outros e nunca se responsabilizam por seus atos. Opõem-se agressivamente a fazer terapia, afirmam que o problema é a insensibilidade ou a fragilidade de todas as outras pessoas e em geral são altamente funcionais, negando o próprio sofrimento e transformando seus entes queridos em seus principais alvos. Chamamos esse tipo de transtorno da personalidade borderline de *não convencional* porque as pessoas que o têm não apresentam pensamentos suicidas nem se mutilam, o que as torna indisponíveis como objetos de pesquisa. As pessoas desse segundo grupo – o não convencional – raramente são diagnosticadas como borderlines. Paradoxalmente, apesar do nome *não convencional*, elas existem em maior número do que as incluídas no tipo convencional, que tiveram diagnóstico formal.

Estamos felizes por ter você aqui. Nas próximas páginas você encontrará uma enorme quantidade de ferramentas úteis, informações atuais e, acima de tudo, uma boa dose de sanidade e esperança.

PRIMEIRA PARTE

Entendendo o comportamento borderline

CAPÍTULO 1

Alguém que você ama tem transtorno da personalidade borderline ou narcisista?

Depois de 15 anos de casamento, eu continuava sem saber o que estava fazendo de errado. Pesquisei em livros, conversei com médicos, falei com terapeutas, li artigos e me abri com meus amigos. Passei todo esse tempo acreditando nas coisas que minha companheira dizia sobre mim. Eu duvidava de mim mesma e sofria sem saber por quê. Até que um dia encontrei as respostas ao descobrir o transtorno. Comecei a chorar de alívio! Ainda que eu não consiga fazer minha companheira admitir que precisa de ajuda, pelo menos eu finalmente entendo o que acontece. A culpa não é minha. Agora eu sei a verdade.

– Sophie

Este livro é para você?

Você provavelmente pegou este livro porque vive um relacionamento tenso, em que nunca sabe o que esperar da outra pessoa. Estar perto dela é como pisar em ovos: mesmo quando as coisas vão bem você está sempre ansioso, imaginando que a qualquer momento acontecerá uma reviravolta dolorosa.

Leia as perguntas a seguir e veja quantas delas parecem representar o seu relacionamento com essa pessoa.

- O relacionamento está sempre voltado para as necessidades e os desejos do outro, jamais para os seus? Você começou a deixar de lado suas próprias necessidades e seus desejos?
- A pessoa faz exigências pouco razoáveis e continua insistindo nelas, a ponto de você sentir que não compensa dizer "não", porque vai ser pior?
- Você tentou explicar seu ponto de vista um milhão de vezes e nunca conseguiu? A pessoa é tão relutante em entender outro ponto de vista que você até se pergunta se ela é capaz disso?
- A pessoa nunca demonstra empatia pelo que você está passando?
- Ela age de modo normal na frente dos outros, mas ofende, insulta e trata você mal quando vocês estão sozinhos?
- Vencer uma briga é a coisa mais importante para a pessoa quando vocês brigam? Ela prefere estar com a razão a tentar entender como você se sente?
- Ela culpa e critica você obsessivamente?
- Ela costuma usar argumentos que não têm lógica?
- A maneira como ela o vê está muito distante de quem você é?
- Você é alvo de ataques de fúria intensos, violentos ou irracionais, que crescem de modo desproporcional ao motivo que os provocou?
- Você se sente manipulado? Sente que a pessoa seria capaz de mentir ou dizer qualquer coisa para obter o que deseja?
- A pessoa precisa estar sempre no controle?
- Ela desmorona quando as coisas não saem conforme o planejado ou quando ela não consegue o que deseja?
- Você sente que está lidando com uma pessoa cuja maturidade emocional é igual à de uma criança – mesmo que ela seja adulta, tenha uma boa formação ou um cargo importante no trabalho?
- Você se sente exausto, confuso, desgastado, assoberbado, deprimido, sem esperança, frustrado ou completamente incompreendido?

Se sua resposta a algumas dessas perguntas foi sim, temos uma boa notícia: você não está enlouquecendo. Não é culpa sua. E você não está sozinho. Talvez esteja enfrentando isso porque está convivendo com uma pessoa com características associadas ao transtorno da personalidade borderline (TPB), ao transtorno da personalidade narcisista (TPN) ou aos dois.

Nas próximas páginas você vai conhecer algumas histórias de pessoas que descobriram que um ente querido tinha um ou dois desses transtornos. Todos os exemplos deste livro foram obtidos a partir de milhares de casos compartilhados conosco ao longo de 22 anos. Para proteger a privacidade dos envolvidos, alteramos alguns detalhes pessoais.

A HISTÓRIA DE JON, CASADO COM UMA MULHER NARCISISTA E BORDERLINE

Ser casado com a Gina é estar no céu em um momento e no inferno no outro. Seu humor muda a cada segundo.

Mesmo quando eu faço exatamente o que ela pede, ela fica furiosa comigo. Um dia, Gina mandou que eu levasse as crianças para passear porque precisava ficar um tempo sozinha. Mas, quando estávamos saindo, ela atirou as chaves na minha cabeça, me acusando de odiá-la tanto a ponto de não suportar ficar em casa com ela. Eu e as crianças fomos ao cinema e, quando voltamos, ela agiu como se nada tivesse acontecido. Ficou me perguntando por que eu estava chateado e disse que eu tinha dificuldade para superar a raiva.

Mas nem sempre foi assim. Antes de nos casarmos, tivemos um namoro maravilhoso. Ela me idolatrava – dizia que eu era perfeito para ela em muitos sentidos. O sexo era incrível. Eu lhe escrevia poemas de amor e comprava presentes caros. Ficamos noivos depois de quatro meses, e um ano mais tarde estávamos casados.

Porém, logo depois ela começou a se apegar a bobagens e a transformá-las em montanhas de críticas, interrogatórios e sofrimento. Ela me acusava constantemente de desejar outras mulheres e inventava histórias para embasar suas suspeitas. Sentia-se ameaçada pelos meus amigos e começou a afastá-los. Dizia coisas ruins sobre minha empresa, meu passado, meus valores, meu orgulho – sobre tudo que dissesse respeito a mim.

Mesmo assim, frequentemente a antiga Gina retorna – a que me amava e me achava o cara mais legal do universo. Ela ainda é a mulher mais inteligente, divertida e sensual que conheço e ainda sou muito apaixonado por ela. Gostaria que Gina tivesse ajuda – da qual precisa desesperadamente – para ser essa pessoa o tempo todo.

A HISTÓRIA DE MARY, MÃE DE UM BORDERLINE

Soubemos que havia alguma coisa errada com Richard, nosso filho adotivo, quando ele tinha apenas 1 ano e meio. Ele era um bebê irritadiço, que chorava muito e berrava durante três horas seguidas. Aos 2 anos, começou a ter vários ataques de fúria por dia, e alguns duravam horas. Nosso médico simplesmente nos disse que "meninos são assim mesmo".

Quando Rich estava com 7 anos, encontramos um bilhete em seu quarto no qual ele dizia que se mataria quando fizesse 8. Sua professora na época nos indicou um psiquiatra, que nos disse que nosso filho precisava de mais estrutura e consistência. Tentamos estratégias de reforço positivo, amor com disciplina e até mesmo mudanças na alimentação, mas nada funcionou.

Antes de começar o ensino médio, Rich já mentia, roubava, matava aulas e tinha ataques de raiva descontrolados. A situação virou caso de polícia quando ele se cortou, tentando suicídio, e ameaçou nos matar. Sempre que o colocávamos de castigo ele telefonava para o conselho tutelar. Nosso filho manipulava os professores, a família e até a polícia.

Ele era muito esperto e encantava as pessoas com seu jeito espirituoso, sua boa aparência e seu senso de humor. Todos os terapeutas ficavam convencidos de que nós éramos os culpados por seu comportamento. Quando as mentiras eram reveladas, Rich não dava o braço a torcer. E cada novo terapeuta que pegava seu caso nunca lia todo o seu prontuário, que àquela altura já era gigantesco.

Finalmente, depois de ameaçar um professor na escola, ele foi internado num centro de tratamento de curto prazo. Em várias ocasiões nos disseram que ele tinha transtorno de déficit de atenção ou sofria de transtorno de estresse pós-traumático devido a algum trauma desconhecido. Um psiquiatra nos disse que o caso era de "depressão associada a transtorno psicótico". E outras tantas pessoas comentavam que Rich era simplesmente um garoto mau.

Depois de quatro hospitalizações, nosso plano de saúde disse que não iria mais pagar pelo tratamento. Acabamos encontrando um hospital com internação subsidiada pelo estado, onde ele recebeu o primeiro diagnóstico de TPB. Embora tenham prescrito vários medicamentos, os médicos avisaram que havia pouca esperança de melhora.

Rich conseguiu se formar no ensino médio e começar a faculdade, o que acabou sendo um desastre. Chegar à vida adulta ajudou um pouco, mas ele ainda teme ser abandonado, não consegue manter um relacionamento de longo prazo e largou quatro empregos em dois anos. Como tende a ser autoritário, desagradável, manipulador e teimoso, suas amizades não duram muito. Por tudo isso, ele depende de nós para ter dinheiro e apoio emocional. Somos tudo o que ele tem.

A HISTÓRIA DE KENDRA, FILHA DE MÃE NARCISISTA E BORDERLINE

Nunca me interessei por coisas de menina, mas minha mãe me vestia como uma princesinha e me obrigava a desfilar para suas amigas. Quando estávamos sozinhas, ela me criticava duramente por sujar a roupa, por não agir do jeito certo ou por não ter vontade de ser a garota mais bem-vestida e mais popular da escola. Esse sempre foi o sonho dela, não meu.

Todas as coisas ruins que ela me dizia ainda ecoam na minha cabeça. É impossível apagá-las. Eu me lembro até hoje, por exemplo, de quando meus pais se divorciaram e ela me acusou de ter destruído a família, e de quando ela reclamava dos meus modos e dizia que, por causa deles, eu nunca teria nenhum amigo.

Estou com 42 anos, mas minha mãe ainda se sente obrigada a me dizer o que há de errado na minha vida, na minha casa, na minha família e tudo o mais. Na verdade, sou uma desenvolvedora de softwares bem-sucedida, uma das primeiras mulheres na minha área de atuação. Mas, como os amigos dela não entendem do assunto, meu sucesso não parece importante. Nosso relacionamento hoje se dá basicamente pelo telefone – e sempre que vejo seu número chamando meu coração acelera. Eu me certifico de nunca ficar a sós com ela. Nunca.

A HISTÓRIA DE ALLY, QUE TEM UMA IRMÃ BORDERLINE

Minha irmã, Sarah, tinha traumas profundos que criaram cacos de vidro emocionais sobre os quais precisei andar durante toda a minha infância. Apesar de eu ser mais nova, minha mãe me incumbiu de acalmar Sarah e mantê-la feliz – uma tarefa que se assemelha a impedir um vulcão de entrar em erupção. Foram muitas noites dormindo pouco, sendo ofendida e xingada de nomes horríveis. Eu estava sempre tensa, tentando em vão manter a paz. Isso afetou profundamente meu jeito de me conectar com as pessoas hoje em dia.

Passei a vida toda tentando mostrar para minha irmã quanto eu a amava, mas nos últimos tempos minha segurança emocional e minha integridade física foram ameaçadas. Meu senso de identidade foi completamente destruído. Ela usou meus pontos fracos e minhas vulnerabilidades contra mim. Além disso, me agrediu e quebrou coisas minhas. Precisei tomar a decisão mais difícil da minha vida: cortar o contato com ela.

Sinto falta dela. Porque, quando as coisas estavam boas, eram boas de verdade. Mas não sinto falta dos abusos terríveis nem do sentimento de estar sem chão. Quando fico muito triste, lembro que o "contato zero" é uma das atitudes mais amorosas que posso ter comigo mesma. Sempre vou amar Sarah. E espero um dia conseguir aceitar que ela não é capaz de demonstrar amor e carinho da mesma forma que eu.

Ler essas histórias e saber um pouco sobre como é amar uma pessoa com borderline deve ter deixado claro se este livro é indicado para você, principalmente se algumas delas o levaram a se lembrar de alguém.

Mas, antes de continuarmos, saiba que sua segurança e seu bem-estar são nossas prioridades. Assim, tire um momento para avaliar se você precisa de ajuda imediatamente.

Sinais de que você precisa de ajuda urgente

Se alguma das seguintes situações se aplica a você, pare a leitura agora mesmo e procure ajuda. Mais tarde, quando estiver em segurança, volte ao livro para obter informações, orientações e clareza.

Você deve procurar ajuda pessoal ou profissional se seu ente querido faz (ou já fez) alguma das seguintes coisas:

- Ameaça usar de violência física; segura você com força, mesmo que não doa muito; destrói objetos ou faz com que você se sinta insegura de alguma maneira.
- Tira, ou ameaça tirar, seus filhos.

- Faz, ou ameaça fazer, acusações falsas de abuso infantil contra você.
- Inventa para um policial que você fez algo errado, para que você seja preso ou tenha algum problema com a lei.
- Viola as leis.
- Espera que você participe de algum ato ilícito.
- Coloca você ou sua família em perigo.
- Rouba seu dinheiro ou coloca você ou sua família em risco financeiro.
- Ameaça rotineiramente se divorciar. (Se a pessoa lhe diz, de modo direto, que não quer mais ficar com você, não espere. Comece a planejar o divórcio ou a separação. E não se surpreenda caso ela o culpe pelo rompimento.)

Se você está se sentindo ameaçado e/ou impotente, não deixe de buscar apoio profissional. A terapia é fundamental caso você esteja enfrentando a situação de um modo prejudicial à sua saúde, por exemplo: ingerindo álcool em excesso, usando entorpecentes ou medicamentos sem prescrição, comendo demais ou de menos, ou até mesmo se isolando.

Obter ajuda imediata também é muito importante em qualquer uma das seguintes situações:

- Você já pensou (ou está pensando) em se matar ou machucar a si mesmo.
- Está profundamente deprimido.
- Seus amigos expressaram preocupação com seu estado mental ou emocional.

Quando estiver em segurança, lembre-se de que você não está enlouquecendo e que, por mais que a pessoa insista, *você não é a causa do problema*.

Provavelmente, a verdade é que ela tem um transtorno da personalidade.

O que é um transtorno da personalidade?

Pessoas como Gina, Rich, Sarah, a mãe de Kendra e milhões de outras parecem ter peculiaridades, gatilhos e bombas-relógio internas que fazem parte de sua personalidade disfuncional. Mas essas personalidades são disfuncionais de uma maneira semelhante, independentemente da origem do indivíduo, de sua criação ou do nível de sucesso pessoal. Todas têm o que chamamos de *transtorno da personalidade.*

A Clínica Mayo descreve o transtorno da personalidade como um estado mental caracterizado por um padrão de pensamento, funcionamento e comportamento rígido e doentio. Uma pessoa com transtorno da personalidade enxerga o mundo de um modo nitidamente diferente do seu – um modo que provoca problemas e limitações significativas nos relacionamentos, nas atividades sociais e no trabalho ou estudo.

Então qual é exatamente a diferença entre uma personalidade forte ou conflituosa e um transtorno da personalidade? Não há como distinguir com muita nitidez, mas é provável que uma pessoa tenha transtorno da personalidade se for continuamente perturbadora, tóxica ou desajustada. Todo mundo – a não ser, talvez, a pessoa com o transtorno – é capaz de reconhecer que há algo errado. (Uma exceção são aqueles que se comportam de modo bem normal em público e só se revelam entre quatro paredes, com alguém próximo. Isso é bastante comum entre as pessoas com transtorno da personalidade borderline.)

Muitas vezes, os profissionais da saúde mental precisam decidir quando a tristeza prolongada se transforma em depressão clínica, ou quando uma doença mental pode levar uma pessoa muito magra a se ver gorda no espelho, ou quando um estilo estranho ou excêntrico reflete um transtorno da personalidade. Para ajudá-los, eles podem consultar o *Manual diagnóstico e estatístico de transtornos mentais* (DSM, do inglês *Diagnostic and Statistical Manual of Mental Disorders*), publicado e revisado regularmente desde 1952. O *DSM* lista e define diferentes condições mentais e cita os critérios necessários para se estabelecer um diagnóstico.

Enquanto escrevíamos este livro, em 2020, o *DSM* já estava em sua 5ª edição (*DSM-5*). O *DSM-5* não é isento de falhas ou controvérsias, já que as doenças mentais costumam ser mais difíceis de serem detectadas, quantificadas e tratadas que as doenças físicas. Porém, esse compêndio é referência para profissionais da saúde mental, para os governos e as seguradoras, para avaliar o estado mental de alguém.

O *DSM-5* lista dez transtornos da personalidade e os classifica em três grupos (*clusters*), com base em características fundamentais compartilhadas. Os grupos A e C, que não são objeto deste livro, descrevem aspectos como pensamentos e comportamentos excêntricos (como o transtorno da personalidade paranoide) e pensamentos e comportamentos ansiosos e medrosos (como o transtorno da personalidade evitativa). Nosso interesse é pelo grupo B, caracterizado por comportamentos exageradamente emocionais, dramáticos e instáveis. Nele constam os seguintes transtornos, resumidos e descritos em linguagem acessível:

- **Transtorno da personalidade borderline (TPB):** As pessoas com esse transtorno têm mudanças bruscas de humor; "vão de oito a oitenta" com as outras; agem impulsivamente; temem fortemente o abandono real ou imaginário; parecem amar e odiar ao mesmo tempo os outros. Esses tipos de comportamento levam a relacionamentos intensos e incontroláveis.
- **Transtorno da personalidade narcisista (TPN):** As pessoas com esse transtorno são exageradamente autocentradas. Em geral, escondem uma autoestima frágil por trás do sentimento de superioridade. Acreditam que merecem tratamento especial, por isso procuram pessoas que estejam dispostas a alimentar esse sentimento de merecimento. Em seguida, as menosprezam, manipulam e insultam.
- **Transtorno da personalidade antissocial (TPA):** As pessoas com esse transtorno agem como predadoras das outras, sem considerar o que é certo ou errado. Violam os direitos dos outros; têm comportamento criminoso e podem ser constantemente irresponsáveis. Não demonstram culpa ou remorso. Não sentem empatia. Mentem rotineiramente e podem usar seu charme e sua espirituosidade para manipular pessoas em busca de ganho pessoal. (São aqueles que chamamos coloquialmente de *psicopatas e sociopatas*.*)

---

* É possível ter mais de um transtorno da personalidade do grupo B ao mesmo tempo. Muitos profissionais usam a expressão *narcisismo maligno* para descrever uma combinação de TPN e TPA. No entanto, essa classificação e essa expressão não são reconhecidas formalmente como um diagnóstico no *DSM-5*.

- **Transtorno da personalidade histriônica (TPH):** A palavra *histriônica* significa "dramática" ou "teatral". As pessoas com esse transtorno dependem da aprovação dos outros porque não têm uma verdadeira autovalorização. Uma pessoa com TPH tem um desejo avassalador de receber atenção e costuma comportar-se de modo exageradamente dramático, animado, sedutor ou entusiasmado.

Esperamos que você já tenha começado a entender com mais clareza sua situação difícil com a pessoa querida. Aprender sobre os transtornos da personalidade pode ser uma experiência poderosa e transformadora para quem se relaciona com um portador de um deles e se sente frequentemente no meio de um furacão.

Antes de mergulharmos mais fundo nisso, porém, precisamos dar alguns avisos.

Não revele à pessoa suas suspeitas de diagnóstico

À medida que ler este livro, você pode ficar ansioso para conversar com a pessoa que você acha que tem o transtorno sobre o que está aprendendo. Isso é compreensível. No mundo ideal, aconteceria assim: uma lâmpada se acenderia na cabeça dela, ela lhe agradeceria por ajudá-la e correria para a terapia para matar seus demônios.

Porém, infelizmente, a realidade costuma ser outra. O mais provável é que a pessoa reaja com raiva, negação, uma enxurrada de críticas e acusações de que *você* é quem tem o transtorno.

Há ainda outras possibilidades. Uma pessoa com características de TPB pode sentir tanta vergonha e desespero a ponto de tentar se ferir ou se matar. Ou pode usar a informação para negar a responsabilidade pelo próprio comportamento, com frases do tipo: "Não posso me controlar, eu sou borderline."

É verdade que – como você descobrirá no Capítulo 2 – algumas pessoas com o tipo convencional de TPB *procuram* tratamento. Elas se sentem tão angustiadas (e talvez tenham tentado se mutilar ou se matar) que se mostram abertas ao diagnóstico. Mas é melhor mesmo não mencionar suas suspeitas. Em vez disso, mostre algum material otimista e não estigmatizante sobre o transtorno e deixe que ela decida sozinha se atende ou não aos critérios.

Se, como é mais provável, a pessoa tem o tipo *não convencional* de TPB, ela pode afirmar que o problema são os outros. Assim, ela não vai se interessar por terapia e agirá de modo verbal e emocionalmente abusivo. Há 99% de chance de ela negar, atacar, inverter, se vitimizar e transformar você no *ofensor*.

A história se desenrola geralmente assim: "Não, não tenho nenhum transtorno da personalidade (*negação*), seu maluco (*ataque*)! *Você* é quem tem problemas (*inversão*)! Não acredito que você pensa isso de mim (*vitimização*)! Se alguém tem transtorno da personalidade, é você (*ofensor*)."

Não se esqueça de que você e a pessoa querida têm perspectivas diferentes. Você está tentando explicar a situação e ajudar. Por outro lado, ela provavelmente vai ouvir que você está tentando vencer uma discussão, chamando-a de louca e dizendo que tudo nela está errado.

Então não conte sobre suas suspeitas de diagnóstico à pessoa que você ama, a não ser que *ela* tenha pedido que você a ajude a procurar respostas para o modo como ela se sente e para o que faz.

Esclarecendo as características que você percebe

Nos Capítulos 2 e 3, abordaremos o TPB e o TPN em profundidade. Mas, primeiro, para ajudá-lo a entender exatamente com quem você está lidando, responda ao questionário a seguir. Ele vai levar você a enxergar com mais clareza como esses dois transtornos se revelam no dia a dia e vai orientar sobre a melhor maneira de abordar as informações deste livro. Também ajudará a distinguir se é *mais provável* que a pessoa tenha TPB, TPN ou as duas coisas – afinal, é possível ter mais de um transtorno da personalidade ao mesmo tempo.

No entanto, vale lembrar que esse questionário não é uma ferramenta de diagnóstico. Trata-se apenas de uma lista simples de características e ações comuns descritas por cônjuges, irmãos, pais, filhos e amigos de pessoas que apresentam o transtorno.

Borderline, narcisista ou as duas coisas?

Quais das seguintes afirmações representam a pessoa? Marque cada afirmação que descreva algo que ela faz com frequência:

☐ 1. *Ela se preocupa mais com como as coisas parecem para os outros do que como o que elas são de verdade.*
☐ 2. As emoções dela mudam num piscar de olhos. E quando seus sentimentos atingem um modo de alta intensidade é difícil voltar ao tom normal.
☐ 3. *Ela nunca pergunta como foi o seu dia. Tudo é sempre sobre ela e o que está acontecendo com ela. Você se sente obrigado a escutar e prestar atenção nos problemas dela, mas precisa lidar com os seus sozinho.*
☐ 4. Ela pode ter acessos de raiva súbitos e devastadores, muitas vezes por causa de algo aparentemente bobo – às vezes, você nem consegue entender o motivo, o que o deixa arrasado.
☐ 5. Sempre que vocês começam a ter bons momentos e a criar intimidade ela logo sabota tudo, estragando a situação.
☐ 6. *Ela se sente merecedora do bom e do melhor, como se devesse sempre estar em primeiro lugar.*
☐ 7. *Ela parece achar que as regras valem para todos os outros, menos para ela.*
☐ 8. Ela fica muito chateada quando se sente abandonada, mesmo que você só tenha demorado para atender ao telefonema dela ou não estivesse disponível no instante em que ela queria falar com você.
☐ 9. Ela fica mandando mensagens ou telefonando o tempo todo para saber onde você está.
☐ 10. Ela precisa que você diga repetidamente que a ama – e, quando faz isso, ela não acredita.
☐ 11. *Ela não tem uma vida emocional muito profunda. Você até tenta procurar, mas não parece haver muita coisa dentro dela.*
☐ 12. Para ela, você pode ser a melhor pessoa do mundo ou a pior – jamais o meio-termo. E, quando vê você de um jeito, não consegue se lembrar de já ter visto de outro.

☐ 13. Às vezes ela grita coisas horríveis, humilhantes. Mas não está nem aí se você fica ofendido ou magoado com isso.
☐ 14. Ela conta que se sente péssima, especialmente em relação a si mesma. Dá para ver que sofre muito.
☐ 15. Às vezes, ela se corta, se mutila ou se machuca de alguma outra forma.
☐ 16. Ela já disse que de vez em quando sente vontade de morrer.
☐ 17. *As crianças adoram quando ela está de bom humor. Porém, ela rapidamente se irrita com a bagunça e grita com elas, muitas vezes dizendo coisas grosseiras e ofensivas.*
☐ 18. A pessoa não consegue enxergar a diferença entre o que é melhor para si mesma e o que é melhor para os filhos. Quando está se sentindo solitária, nem os leva à escola. Se está com raiva de você, diz coisas como "Você não me ama e não ama nossos filhos".
☐ 19. *Ela se aproveita de você e dos outros. Pede a você que faça tudo, mas dá muito pouco em troca. E parece não entender que isso não é legal.*
☐ 20. A pessoa não consegue funcionar sozinha, mesmo sendo adulta. Abandona os empregos quando recebe uma tarefa da qual não gosta e se envolve com parceiros românticos perigosos ou abusivos.
☐ 21. Ela não deixa os filhos serem independentes como deveriam porque conta com eles para obter apoio social.
☐ 22. Você se preocupa com os filhos da pessoa porque ela não parece ser capaz de mantê-los em segurança. Você até sente vontade de procurar a assistência social, mas teme fazer isso e ter que se afastar dela e das crianças.
☐ 23. *A pessoa é incrivelmente passivo-agressiva.*
☐ 24. *Ela diz que vai fazer as coisas, como limpar a sala ou procurar um apartamento para alugar, mas não toma nenhuma atitude. Depois diz que não conseguiu porque é vítima de algo. Ela nunca se responsabiliza por nada.*
☐ 25. Ela é muito impulsiva. Age sem pensar e acaba se metendo em confusão.
☐ 26. *Quando você está com algum problema, ela não só não o apoia como fica falando sobre como isso a afeta.*

☐ 27. Ela um dia resolveu ir embora e começou a inventar calúnias sobre você. Agora está espalhando notícias falsas a respeito de você na internet.

☐ 28. *Você sente que não pode contar nada de bom sobre a sua vida, como uma promoção no trabalho, porque ela fica com ciúme e desmerece suas conquistas.*

☐ 29. **Você nunca sabe o que vai encontrar quando chegar em casa. Ela pode estar de qualquer jeito: feliz, furiosa ou deprimida. Isso é realmente desesperador.**

☐ 30. *Ela inveja os outros e acha que os outros a invejam.*

Confira as respostas:

- Todas as afirmações em **negrito** são características de um transtorno da personalidade borderline.
- Todas as afirmações em *itálico* são características de um transtorno da personalidade narcisista.
- Como já dito, a pessoa pode ter um dos transtornos ou os dois.
- Some o total de afirmações em **negrito** que você marcou. Quanto maior o número, maior a probabilidade de a pessoa ser borderline.
- Some o total de afirmações em *itálico* que você marcou. Quanto maior o número, maior a probabilidade de que ela seja narcisista.
- Agora some o total de *todas as afirmações* que você marcou. Se o número for 12 ou mais, você está certo em se preocupar – e seria sensato ler este livro com bastante atenção. Se der 16 ou mais, você deve se preocupar *muito*.

Personalidades de alto conflito (HCP)

Pessoas com TPB, TPN e alguns outros transtornos da personalidade também compartilham alguns padrões de comportamento mais amplos. Aqui estamos falando de *personalidades de alto conflito* (HPC, do inglês *high-conflict personality*), termo criado pelo terapeuta, escritor e mediador Bill Eddy.

Eddy diz que as pessoas com HCP têm um padrão de comportamento que habitualmente aumenta os conflitos em vez de atenuá-los ou resolvê-los. Trata-se de um padrão repetitivo, que acontece em muitas situações diferentes, com pessoas diversas. Não são as particularidades da situação que provocam ou aumentam o conflito. O verdadeiro motivo é como a pessoa com HCP processa os relacionamentos e os desentendimentos.

Vejamos alguns atributos das pessoas com HCP:

Fragilidade interna

A maioria das pessoas com HCP são envergonhadas, inseguras e perturbadas por sentimentos de inutilidade. Para elas, admitir que cometeram um erro é intolerável e impensável. Elas não conseguem sequer admitir que *podem* errar. Como assumir isso seria catastrófico para sua autoimagem, elas se eximem de qualquer responsabilidade.

Uma pessoa com HCP também é incapaz de pedir desculpas. Se o fizesse, ela se sentiria insignificante, inferior e envergonhada – e imaginaria que todos poderiam notar isso. Assim, ela se defende de todas as maneiras. Essas defesas, que magoam tanto as outras pessoas, são suas *habilidades de sobrevivência*, as quais ela considera necessárias para se proteger de uma morte psicológica. Para ela, o melhor modo de garantir a sobrevivência psicológica é controlando o ambiente e as pessoas o tempo todo. É por isso que as coisas precisam ser como ela quer, e o meio-termo e a flexibilidade parecem impossíveis.

Projeção, críticas e acusações

A projeção indica a incapacidade de a pessoa aceitar uma característica própria. Em vez disso, ela a enxerga – e a projeta – no outro. Basicamente, ela culpa outra pessoa por ter os defeitos que ela se recusa a enxergar em si mesma.

As pessoas com HCP projetam nos outros a maldade e a inutilidade que percebem em si. Tal projeção é um mecanismo de defesa que lhes permite sentir-se melhor com relação a si mesmas, de um modo semelhante à racionalização e à negação.

Pensamento do tipo "tudo ou nada"

As pessoas com HCP costumam dividir os outros e as situações em extremos do tipo "8 ou 80", "tudo ou nada", "preto ou branco". Ou elas amam você, que é alguém que vai salvá-las, ou elas odeiam você, que é alguém que vai destruí-las.

Elas costumam colocar os outros em um pedestal, admirá-los e enchê-los de elogios. Prometem ser sua alma gêmea, a melhor amiga ou parceira perfeita, mas logo depois mudam de ideia e não param de apontar defeitos, às vezes abandonando e descartando aqueles que antes endeusaram.

Em geral, para as pessoas com HCP, não há nenhum tom de cinza, é sempre preto ou branco. Esse mecanismo é chamado de *clivagem*. Você pode reconhecer esse pensamento do tipo tudo ou nada quando ouve alguém com HCP dizer frases como "Você *sempre* faz isso" ou "Você *nunca* faz aquilo".

Descontrole emocional

Mesmo nas relações cotidianas, as pessoas com HCP podem ficar muito descontroladas emocionalmente em relação a seus pontos de vista. É comum que elas assustem os outros com seus acessos de fúria e desrespeito. Suas emoções são frequentemente desproporcionais à situação ou ao assunto discutido. No entanto, essas pessoas costumam não fazer a mínima ideia de quão devastador e exaustivo é o impacto que podem causar nos outros.

Muitas vezes, as pessoas com HCP não conseguem controlar as emoções e mais tarde podem se arrepender de como as expressaram. Porém, elas também podem defender o que fizeram, dizendo que foi totalmente correto, e afirmar que as outras pessoas deveriam agir da mesma forma.

Também existem algumas pessoas com HCP que não se descontrolam, mas usam a manipulação emocional para magoar os outros. Elas provocam sentimentos de perturbação de maneiras não óbvias, e às vezes o fazem aparentando muita calma por fora. Assim, por exemplo, você pode se sentir traído quando descobre uma mentira que a pessoa contou para parecer melhor ou se colocar em posição de vantagem. Ou pode ficar chocado quando ela distorce suas palavras e as usa contra você. Ou você pode se sentir diminuído quando ela se coloca como intelectualmente superior, ou quando o menospreza por uma preocupação que você expressou. Ou, ainda, ela pode magoar você com uma agressão verbal e depois afirmar que foi só uma piada.

Comportamentos extremos

As pessoas com TPB podem exibir uma grande variedade de comportamentos extremos, entre os quais incluem-se:

- Exagerar nas reações (como subitamente atirar objetos ou dizer as piores coisas possíveis a um ente querido).
- Tentar explicitamente controlar os outros.
- Esconder os objetos pessoais dos outros.
- Impedir fisicamente que outra pessoa abandone uma conversa.
- Ameaçar retaliação a quem não concorda com ela.
- Ficar violenta.

Nos próximos dois capítulos, você verá muitos exemplos desses e de outros comportamentos extremos.

Tenha sempre em mente que, ainda que algo que você diga ou faça possa *desencadear* um comportamento extremo numa pessoa com HCP, você jamais o *causa*. O que acontece é que suas palavras e seus atos trazem à tona a profunda dor interna da pessoa, a qual, por sua vez, provoca o comportamento extremo.

Não se prenda a um diagnóstico

É fácil imaginar que as coisas vão melhorar quando a pessoa receber o diagnóstico de TPB (ou de TPN, ou ambos). Porém, na prática, isso raramente ocorre. De fato, é mais provável que ela se recuse a consultar um médico ou a buscar terapia.

Por enquanto, seu objetivo deve ser moderar suas expectativas em relação à pessoa. Se ela realmente tiver um transtorno da personalidade, você não pode esperar que ela aja como uma pessoa saudável e bem-ajustada. Isso a prepara para o fracasso – e prepara você para a frustração.

O *nosso* objetivo é lhe dar a confiança, as ferramentas e as informações necessárias para tornar seu relacionamento com a pessoa que você ama – e consigo mesmo – o mais forte e positivo possível.

Assim, quando chegar ao fim deste livro, se você decidir que no futuro quer ter pouco ou nenhum contato com essa pessoa, tudo bem. Você tem o direito de decidir se o relacionamento funciona para você ou não.

Saiba que existe esperança

O TPB e o TPN são provavelmente os dois diagnósticos psiquiátricos mais incompreendidos. E o maior equívoco em relação a eles é supor que as pessoas com esses transtornos nunca melhoram. Isso é verdade para algumas, mas não para todas.

Na realidade, se a pessoa está disposta a se tratar e trabalhar duro, ela pode melhorar. Os medicamentos ajudam a reduzir os quadros de depressão, alteração de humor e impulsividade associados ao transtorno. Conhecemos pessoas formalmente diagnosticadas com TPB, TPN ou ambos que se sentem bem consigo mesmas e mantêm relações saudáveis com os outros.

Mesmo que a pessoa recuse ajuda e tratamento, ainda há esperança. Ainda que você não possa mudar a pessoa, pode mudar a si mesmo. Examinando seu comportamento e mudando *suas* ações você pode sair da montanha-russa emocional e reivindicar o controle de sua vida.

À medida que estiver lendo este livro, lembre que o conhecimento adquirido o ajudará a enxergar o que está realmente acontecendo nas interações com a pessoa de temperamento difícil. O simples ato de conseguir observar e compreender irá fortalecer você.

Nas próximas páginas, vou lhe apresentar um grande número de ferramentas, perspectivas e maneiras de assumir o controle da sua vida – quer a outra pessoa mude ou não. Assim, siga a leitura sabendo que cada capítulo ensinará mais sobre o que você pode fazer... *por si mesmo.*

CAPÍTULO 2

O que é o transtorno da personalidade borderline?

Enquanto lê este capítulo, tenha em mente que, de maneira geral, os comportamentos que você testemunha na pessoa amada são inconscientes. Eles existem para protegê-la de uma intensa dor emocional – *não para magoar você*. Esse conhecimento ajudará você a separar a pessoa do transtorno que ela apresenta.

É comum achar difícil entender os pensamentos, sentimentos e comportamentos borderlines, porque presumimos que as pessoas com TPB pensam e sentem como nós. Mas não é assim. De qualquer modo, esse é um erro compreensível, porque às vezes as pessoas com TPB *parecem* completamente normais.

No entanto, para entender realmente o comportamento borderline, você precisa sair da sua própria realidade e penetrar no território da personalidade limítrofe. E quanto melhor você entender esse território, mais possibilidades se abrirão para o relacionamento.

Essencialmente, as pessoas com TPB contam com os outros para administrarem seus sentimentos. Uma pessoa borderline quer que os outros lhe deem coisas que ela acha difícil fornecer a si mesma, como amor-próprio, humor estável e um senso de identidade. Acima de tudo, ela procura um cuidador cujos amor e compaixão incondicionais preencham o vazio que ela tem dentro de si.

Rachel Reiland, autora de *Get me out of here: my recovery from borderline personality disorder* (Me tire daqui: como me recuperei do transtorno da personalidade borderline), viveu atormentada pelo TPB durante muitos anos, mas recuperou totalmente o controle de suas emoções. Veja como ela descreve os sentimentos conflitantes que costumavam estar na base do seu comportamento:

Sempre tive uma fome insaciável de algo que não podia definir a não ser chamando aquilo de poço de necessidades sem fundo. Eu tinha medo de me aproximar demais de qualquer pessoa, temendo que ela descobrisse que eu era instável. Por isso eu diversificava: tinha muitos amigos e não ficava íntima de nenhum. Se eu baixasse a guarda e algum deles descobrisse como eu era esquisita e se afastasse, eu ainda teria outros.

Mas entrei num relacionamento romântico, com altas expectativas. Achei que seria um tipo diferente de relação, pois ele também precisava de mim. Então talvez fosse seguro me aproximar. Queria que ele estivesse comigo todo dia e toda noite. Que olhasse para mim, que me escutasse. Finalmente encontrei alguém que poderia atender a todas as minhas necessidades!

Mas um dia ele disse que queria ficar sozinho e ver televisão sossegado. Fiquei muito irritada, cheguei a odiá-lo! Como ele ousava preferir ver TV a ficar comigo? Será que ele não sabia como isso era difícil para mim? Fiquei furiosa e totalmente envergonhada. Ele viu meu pior lado, o poço sem fundo das minhas necessidades.

Então peguei pesado: que se dane. Gritei até desmoronar de exaustão. De repente percebi que o magoei e senti muita raiva de mim mesma. Morri de medo de ele ir embora.

Chorei, implorei a ele que ficasse, disse que ele era incrível, que tinha muita paciência. Sei que ele deveria me odiar e que ficaria melhor sem mim, mas não suportava a ideia de perdê-lo.

Graças a Deus não pus tudo a perder e ele decidiu não me deixar.

Sempre que eu percebia que havia provocado um dano irreparável, quando esse ciclo se repetia com tanta frequência que me convencia de que tinha estragado tudo – quer o outro também tenha chegado ou não a essa conclusão –, eu terminava a relação. Aí eu conhecia outra pessoa e passava por tudo outra vez.

As pessoas com TPB são mais vulneráveis com os mais próximos: pais, cônjuges, filhos e irmãos. São eles que têm mais poder de magoá-las pelo abandono ou pela rejeição. E a simples ideia de ser deixada por alguém lhes causa tanta dor que, para evitar a possibilidade de passarem por isso, elas tendem a terminar um relacionamento antes que o outro tome a iniciativa de fazê-lo.

Quando seus gatilhos não estão acionados ou quando estão na presença de pessoas de quem não são muito próximas, os indivíduos que têm o tipo não convencional de TPB podem agir de modo bastante normal. Na maior parte do tempo parecem não ter transtorno algum.

Por outro lado, algumas pessoas com o tipo convencional de TPB – especialmente as que fazem terapia – podem ter uma excelente compreensão racional do transtorno. Quando não estão dominadas por uma dor intensa, elas podem entender que seus sentimentos nem sempre refletem a realidade. Podem até lamentar ter magoado os outros. Mas essa compreensão racional não as impede de ter seus gatilhos acionados e voltar a ficar descontroladas emocionalmente alguns minutos ou algumas horas mais tarde.

Na tabela a seguir agrupamos as características do TPB em pensamentos, sentimentos e ações. No restante do capítulo vamos analisá-las em mais detalhes, de modo que você possa começar a explorar o que elas significam para você e para seu relacionamento. É claro que essas características podem variar em intensidade, em cada indivíduo, com algumas representando problemas sérios e outras sendo menos severas.

PENSAMENTOS, SENTIMENTOS E AÇÕES COMUNS NO TPB

PENSAMENTOS	• Percepção e raciocínio prejudicados • Clivagem – isto é, enxergar as coisas apenas em termos de preto ou branco (sem tons de cinza) • Ir e vir entre os extremos: quando está num deles, não se lembrar de já ter estado no outro • Colocar pessoas em um pedestal e depois derrubá-las • Sob estresse, dissociar, funcionar no piloto automático ou "se desligar" • Perda de um senso claro de identidade

SENTIMENTOS	• Altamente sensível a sinais de abandono ou rejeição • Medo de ser sufocado • Humor sombrio desregulado, muito intenso e que demora para ser controlado • Emoções altamente voláteis e rapidamente mutáveis • Desejo de proximidade, mas com a sensação de sufocamento quando ela existe • Sentimento de um vazio por dentro • Sofrimento emocional intenso, aparentemente impossível de ser administrado • Fúria súbita e incontrolável
AÇÕES	• Impulsividade, que às vezes pode ser extrema • Incapacidade de pensar nas consequências potenciais de uma ação • Suicídio ou automutilação (para pessoas com TPB convencional) • Comportamento compulsivo envolvendo sexo, comida, compras, uso de drogas, etc. • Direção imprudente • Enxurrada de críticas e acusações contra os outros • Ataques de fúria incontroláveis • Agressividade impulsiva, às vezes envolvendo agressões físicas, especialmente entre homens com TPB • Incapacidade de expressar qualquer raiva (entre algumas pessoas com TPB convencional)

Para um borderline, essa avalanche de pensamentos, sentimentos e ações resulta num padrão de relacionamentos instáveis e intensos, do tipo montanha-russa. Comumente, isso também acaba deixando hipervigilantes as pessoas de sua convivência, como se elas estivessem cercadas por minas terrestres, sempre com medo de acender o pavio curtíssimo do outro com alguma fala ou atitude sua.

Vamos detalhar algumas dessas características. À medida que ler, observe quais delas levam você a se lembrar do seu ente querido com emoções extremas.

Clivagem

As pessoas com TPB enxergam as outras em extremos de idealização e desvalorização – como a bruxa má ou a fada-madrinha, um santo ou um demônio. Quando parece que você está atendendo às necessidades delas, elas o colocam no papel de super-herói. Mas quando acham que você as deixou na mão, ou quando querem ser independentes, você se torna o vilão.

Como as pessoas com TPB têm dificuldade para integrar as características boas e más de um indivíduo, a opinião delas sobre alguém costuma se basear na última interação que tiveram. É como se não tivessem memória de longo prazo.

Se você tem um companheiro borderline, quando vocês se conheceram ele pode ter achado que você era a pessoa mais importante do mundo. Sentir-se assim faz bem para praticamente todo mundo, mas é como um néctar para pessoas que cresceram em famílias em que não se sentiam importantes, amadas pelo que são ou com abertura para sentir e expressar suas emoções.

Porém, tudo que sobe tem que descer. A pessoa com TPB está o tempo todo à espera de um príncipe no cavalo branco trazendo felicidade eterna. Quando você segue seu cotidiano normal – que envolve trabalho, amigos e família –, a pessoa com TPB pode ficar com ciúme e começar a exigir que você abra mão de aspectos importantes da sua vida. E aí você é derrubado do pedestal e transformado em vilão.

Ainda que você não possa impedir isso completamente, se a pessoa amada quiser colocá-lo num pedestal, não acredite que esse lugar é seu, porque na verdade é uma armadilha – e a queda será dolorosa. Deixe claro para ela que você não é uma pessoa perfeita, ideal. E quando ela virar o disco e colocá-lo na direção oposta lembre que, na verdade, a raiva e as acusações dela não têm nada a ver com você.

Aliás, existe outro aspecto fundamental nessa clivagem: as pessoas com TPB também dividem a si mesmas em vítima e herói, em alguém ao mesmo tempo capaz e incompetente.

As pessoas com TPB costumam basear a autovalorização em sua realização mais recente – ou na falta de uma. Elas se julgam com a mesma severidade com que julgam os outros; assim, às vezes, qualquer coisa que elas façam é insuficiente. Em outras ocasiões, elas se enxergam como vítimas impotentes das outras pessoas, mesmo quando essa "condição de vítima" é resultado parcial ou total de seus próprios atos.

Medo do abandono

Imagine o pavor que você sentiria se fosse uma criança perdida, sozinha no centro de uma grande cidade. Sua mãe estava ali agorinha mesmo, segurando sua mão, mas de repente a multidão a levou para longe. Você olha ao redor, assustada, tentando encontrá-la, e não consegue vê-la em lugar nenhum.

É assim que as pessoas com TPB se sentem quase o tempo todo: isoladas, ansiosas e aterrorizadas pela ideia de ficar sozinhas. Para um borderline, encontrar uma pessoa atenciosa, apoiadora, é como descobrir um rosto amigo numa multidão de estranhos. Ela tem certeza de que essa pessoa pode impedi-la de se sentir tão só. E aí, se essa pessoa decide ficar, o indivíduo com TPB costuma idolatrá-la.

Mas ocorre que esse ser humano idolatrado vem a fazer algo que a pessoa com TPB interpreta – correta ou incorretamente – como um sinal de que ele está para ir embora. Então o borderline entra em pânico, explodindo em fúria ou implorando que ele fique. Talvez as duas coisas.

Pode ser necessário muito pouco para desencadear esse medo do abandono. Uma mulher com TPB se recusava a deixar que o namorado saísse do apartamento dos dois para ir à lavanderia porque a ideia de ele sair de casa a aterrorizava. Esse tipo de terror pode esmagar a pessoa com TPB, fazendo com que ela parta para o ataque de maneiras que não fazem sentido. Por exemplo, um homem contou à esposa que o médico o havia diagnosticado com uma doença potencialmente fatal. A mulher, borderline, sentiu tanto medo de perdê-lo que lhe deu a maior bronca por ter ido se consultar.

Veja algumas outras histórias sobre esse medo, contadas por pessoas afetadas pelo TPB:

TESS, BORDERLINE
Quando me sinto abandonada, sinto uma combinação de isolamento, terror e alienação. Entro em pânico. Eu me sinto traída e usada. Acho que vou morrer. Houve uma noite em que liguei para meu namorado e ele me disse que depois retornava, porque estava assistindo a um programa na TV. Assim, fui passar roupa para me distrair. Ele não telefonou. Eu esperei. Ele não telefonou. O sentimento terrível de ser abandonada me dominou de novo. Doía demais porque no dia anterior eu tinha começado a acreditar que ele realmente me amava. Quando o telefone tocou, às 10 da noite, eu tinha decidido terminar com ele – me livrar dele antes que ele pudesse se livrar de mim. Mas, naquele momento, ele só estava assistindo a um filme. Eu me senti ridícula, mas a dor, o medo e o frio no estômago eram muito reais.

BETH, CASADA COM UM BORDERLINE
Quanto mais tento acalmar meu marido, mais feroz é a reação dele. É só eu desistir de tudo e começar a me afastar pra ele se transformar e me pedir perdão. Parece aquela cena do palhaço tentando pegar seu chapéu: sempre que ele se curva para pegá-lo, acaba chutando-o para mais longe. Por fim ele desiste. E, enquanto se afasta, o vento sopra o chapéu atrás dele.

AMINA, CASADA COM UMA BORDERLINE
Se eu me atraso cinco minutos na volta do trabalho, minha mulher telefona para saber onde estou. Ela me envia mensagens sem parar. Não posso sair mais com meus amigos porque ela reage com muita intensidade. Ela fica mandando mensagens até quando estou assistindo a um filme. Isso é tão estressante que agora só saio com meus amigos se ela quiser ir junto.

Medo de ser sufocado

Paradoxalmente, as pessoas com TPB também costumam sentir pavor de serem sufocadas por alguém próximo. Elas temem que essa pessoa invada seu espaço interno e diminua qualquer sentimento de identidade que ela tenha. Às vezes, têm medo de ser dominadas.

Se isso lhe soa familiar, saiba que você não está de fato invadindo ou diminuindo a pessoa. Mas isso não acaba com o medo dela.

Talvez você já tenha passado por essa situação como um frequente "morde e assopra". Por exemplo: vocês tiveram uma noite maravilhosa. Mas aí, logo de manhã cedo, a pessoa começa a discutir ou reclamar porque esse tempo que vocês passaram juntos na cama a levou a acordar tarde. Ou então ela insiste em terminar com você e alguns dias depois quer desesperadamente voltar – e esse padrão se repete, de novo e de novo. Isso causa danos, cria frustração e confusão.

Dissociação

Para as pessoas com TPB, as emoções voláteis e/ou as situações e os desafios da vida podem ser tão dolorosos a ponto de elas sentirem necessidade de fugir deles. Para tanto, essas pessoas se dissociam em vários graus. Quanto mais estressante for a situação, mais provável é que se dissociem.

Já aconteceu com você de chegar em casa depois do trabalho sem lembrar nada do trajeto? Isso acontece porque, como você já percorreu esse caminho tantas vezes, seu cérebro deixa os olhos e os reflexos dirigirem o carro. Esse sentimento de estar "desligado" é um tipo de dissociação leve, comum e totalmente saudável. Por sua vez, as pessoas que se dissociam severamente se sentem irreais, estranhas, entorpecidas ou distanciadas. Elas podem ou não se lembrar exatamente do que aconteceu enquanto estavam "fora".*

Em casos extremos, pessoas com TPB podem perder todo o contato com a realidade por um breve período de tempo. Se seu ente querido fala de lembranças de situações que vocês viveram juntos de um modo muito diferente do seu, provavelmente é por causa da dissociação, não porque ele tem uma memória ruim.

---

* Uma forma de dissociação extrema é o que costumava ser chamado de *transtorno de personalidades múltiplas* e passou a ser chamado, a partir do *DSM-5*, de *transtorno dissociativo de identidade*.

Fúria e variações de humor

Se você é próximo de uma pessoa com TPB, provavelmente está muito familiarizado com as bruscas mudanças de humor, do tipo "o médico e o monstro", e com acessos de raiva.

Na verdade, as pessoas com TPB sentem intensamente *todas* as emoções, não apenas a raiva. No entanto, a fúria borderline é especialmente notável porque ela pode ser intensa e imprevisível, e porque geralmente não é nem um pouco afetada por argumentos lógicos. É como um tsunami repentino, um terremoto súbito ou um relâmpago num dia ensolarado. E ela pode desaparecer igualmente rápido – ou persistir durante horas ou dias.

Algumas pessoas com o tipo convencional de TPB enfrentam um problema oposto: sentem-se incapazes de expressar a raiva. Marsha M. Linehan, Ph.D., escreve que pessoas com TPB que agem assim "temem perder o controle caso expressem até mesmo a menor raiva, e em outras ocasiões temem que os alvos da raiva, mesmo que pequena, as retaliem".

O certo é que as pessoas com qualquer dos dois tipos de TPB precisam suportar frequentemente humores sombrios, intensos e instáveis. Dentre esses, tipicamente, estão a ansiedade, a desesperança aguda, o desespero, a depressão e a infelicidade profunda. Existem medicamentos que podem ajudar a reduzir o número ou a severidade desses episódios sombrios. Porém, para começar a tomá-los, primeiro seu ente querido precisa buscar tratamento psiquiátrico.

O cérebro de uma pessoa com transtorno da personalidade borderline é bioquimicamente diferente do da maioria das pessoas. Numa pessoa com TPB, tanto as estruturas quanto a química do cérebro acionam seus centros emocionais em força máxima. Imagine um valentão grande, musculoso, socando os centros racionais do seu cérebro até a submissão total. Para as pessoas com TPB é assim que acontece. E, muito depois do tempo que a maioria das pessoas demoraria para se acalmar, o valentão continua dando socos – e seu ente querido continua perturbado.

Assim, não se permita ser objeto de fúria ou ser agredido fisicamente, mesmo se você for maior e mais forte que a pessoa com TPB. Adiante, neste livro, mostraremos estratégias para que você se afaste dos ataques borderlines e estabeleça limites para eles.

Quando seu ente querido começar a ter um ataque de fúria, retire rapidamente as crianças de perto. E não contra-ataque, porque isso piorará as coisas. Tenha claro que você não precisa da permissão de ninguém para buscar segurança. Chame a polícia, se for preciso.

Não fique surpreso se, depois de você se afastar, a pessoa for imediatamente atrás de você, fazendo todo tipo de promessas para tê-lo de volta – depois disso, ela pode recomeçar o ataque ou tentar argumentar. Para as pessoas com TPB, nunca existe um território intermediário entre esses dois extremos.

Aqui vão algumas histórias reais sobre a fúria borderline e mudanças de humor:

JEREMY, BORDERLINE

Quando não consigo controlar meu ambiente, fico nervoso e com raiva. A coisa piora muito quando estou estressado. Quando um gatilho é acionado, posso ir de perfeitamente calmo para totalmente furioso numa fração de segundo. Acho que meu temperamento é resultado dos abusos que sofri na infância. Num determinado ponto, decidi que não precisava mais aguentar os abusos dos meus pais. Contra-atacar com fúria se tornou uma questão de sobrevivência. Agora é difícil me preocupar com os sentimentos dos outros – na verdade, quero que eles sofram porque me levaram a sofrer. Sei que isso parece ruim, mas é como me sinto quando estou no meio de uma explosão. Só estou tentando sobreviver da melhor maneira que consigo.

RICHARD, CASADO COM UMA BORDERLINE

Depois de dois anos de abusos eu disse à minha esposa borderline, Laurie, que talvez devêssemos nos separar por um tempo. Ela começou a gritar comigo, dizendo que eu só queria dormir com outras pessoas. Ouvi coisas horríveis sobre a minha incapacidade de fazê-la feliz. Fiquei tão arrasado que simplesmente permaneci imóvel, boquiaberto. Então ela pegou um prato e o jogou em mim.

DINA, CASADA COM UM BORDERLINE

Viver com meu marido é como ser casada com o Médico e o Monstro. Estou sempre pisando em ovos, tentando agradar uma pessoa que explode só porque falei cedo demais, depressa demais, com o tom de voz errado ou com as expressões faciais inadequadas.

Vazio

As pessoas que sofrem de TPB sentem continuamente um vazio por dentro. É difícil explicar esse sintoma para quem nunca o teve.

Assim, experimente o seguinte. Feche os olhos. Imagine que você está prestes a se mudar para uma cidade distante onde não conhece ninguém e na qual se fala uma língua diferente. Você irá sozinho porque não tem família. Agora, descarte todas as suas crenças espirituais ou religiosas. Em seguida, pense no que torna sua vida significativa. Agora finja que você não pode ter nenhuma dessas coisas. De agora em diante, você viverá sem sentido.

É mais ou menos assim que as pessoas com TPB se sentem o tempo todo. É por isso que elas podem se agarrar a você como se você fosse a última balsa do Titanic. Ficar sozinhas as deixa sem noção de quem elas são – ou faz com que se sintam inexistentes. Elas acreditam que você preencherá esse vazio para elas. Mas, é claro, você não pode. Ninguém pode.

Um homem com TPB descreveu essa sensação como tentar encher o Grand Canyon usando um conta-gotas.

Esse vazio está por trás do caos que os borderlines causam todos os dias. Seu ente querido fica com muita raiva porque você não pode preencher esse espaço. E ele acredita que o motivo disso é que você não se esforça o suficiente: você não está o tempo todo com ele, não supre todas as suas necessidades. Você tenta cuidar da própria vida e o deixa de lado.

Geralmente as pessoas que sofrem de TPB não sabem como expressar esse vazio. Em vez disso elas podem:

- Agir de modo diferente a depender de com quem estejam.
- Precisar de quem é próximo para dar dicas sobre como se comportar, o que pensar e como ser.
- Sentir-se em pânico e entediadas quando estão sós.
- Criar caos.

O sonho da vida de um borderline é encontrar um companheiro carinhoso, compassivo, que preencherá magicamente seu vazio interior, cuidará dele e de suas necessidades e jamais o deixará se sentir sozinho. Mas a ironia é que, por causa do transtorno, a pessoa borderline faz coisas que afastam os outros. Em consequência, ela vive com o vazio, o pânico e a fúria 24 horas por dia.

Aqui vai uma história sobre esse vazio e a falta de um claro senso de individualidade:

SALIA, BORDERLINE
Eu sou quase um camaleão quanto à capacidade de assumir as cores do meu parceiro. Mas isso é mais para me enganar do que para enganar o outro. Por algum tempo, me tornei quem eu gostaria de ser. Não sou uma espécie de manipuladora maquiavélica que não tem nada de melhor para fazer além de arruinar vidas. O processo em que estou nem ao menos é consciente. Vem acontecendo há tanto tempo que nem sei quem eu sou de verdade. Eu me sinto irreal, uma coisa falsa. Se tivesse algum controle sobre isso, simplesmente voltaria a ser "eu mesma" sempre que me sentisse ameaçada. Mas eu não sei quem é esse "eu mesma".

Comportamentos para administrar a dor

Para lidar com o sofrimento esmagador, as pessoas com TPB geralmente agem de modo impulsivo, até mesmo imprudente.

Todo mundo tem desejos que adoraria realizar: devorar todos os bombons da caixa, comprar uma blusa de cada cor ou tomar mais uma taça de champanhe para brindar o Ano-novo. No entanto, a maioria das pessoas tem noção das consequências de longo prazo: engordar, receber uma fatura alta do cartão de crédito ou ter uma ressaca horrorosa. As pessoas com TPB, por sua vez, nem sempre têm essa percepção. Mesmo quando têm, em geral elas não conseguem controlar seus impulsos. Como explica uma mulher borderline: "Quando minha filha de 2 anos quer uma coisa, ela quer na hora. Sou assim com as compras: não consigo dizer 'não' a mim mesma, por isso eu compro, mesmo estando endividada."

Todos nós estamos familiarizados com a ideia de consequência: você tem um pensamento, que leva a um sentimento, que leva a uma ação. Você *acha* que vai ser demitido e *sente* medo de, consequentemente, perder sua casa, por isso *age* e manda seu currículo para empregadores potenciais.*

Nas pessoas com TPB, a mesma sequência de pensamento, sentimento e ação acontece – mas, muitas vezes, o pensamento inicial é injustificado ou irracional. Além disso, é frequentemente doloroso, o que por sua vez leva a uma reação impulsiva.

Veja o caso de Orin. Ele está no corredor da empresa e encontra seu chefe, que não sorri e passa direto por ele. As "antenas de reação" de Orin ficam em alerta. Ele pensa em como trabalhou duro nos últimos dois anos e acha que seu chefe não o valoriza. Isso o deixa com muita raiva.

Na próxima vez que passa pelo chefe no corredor, Orin o confronta, com a voz alterada: "Ei! Há algum motivo para você não falar mais comigo? Eu fiz alguma coisa errada? Porque, na minha última avaliação de desempenho, você me classificou como excelente." Na verdade, não havia nada errado. O chefe estava simplesmente com pressa e imerso em pensamentos.

É comum que as pessoas com TPB, especialmente os homens, administrem sua dor por meio do uso abusivo de drogas. Elas, provavelmente:

- Usam mais de uma substância psicoativa (por exemplo, cocaína e álcool).
- Ficam deprimidas.
- Sofrem acidentes frequentes.
- Tentam suicídio, talvez mais de uma vez.
- Têm menos controle dos impulsos do que as outras pessoas com TPB que não abusam de álcool e drogas.

Infelizmente, quando um borderline abusa de drogas, álcool ou ambos, pode ser difícil determinar quais de suas ações são relacionadas ao transtorno e quais delas decorrem do uso dessas substâncias.

---

* Há um tipo de terapia chamada *terapia cognitivo-comportamental* (TCC) que propõe melhorar a vida das pessoas mudando primeiro seus pensamentos, que mudam seus humores, que em seguida afetam suas ações.

Outras características borderlines

As pessoas com TPB têm outros atributos comumente observados que não fazem parte da definição formal no DSM. Dentre eles estão:

Uma forte impressão de que seus sentimentos correspondem aos fatos

Até certo ponto, todos nós usamos nossas emoções para escolher em que acreditamos. Os publicitários e os políticos sabem disso, tanto é que criam anúncios que tocam no fundo do nosso coração e fazem com que seus concorrentes pareçam horríveis.

No entanto, as pessoas com TPB – e, como você verá no próximo capítulo, as pessoas com TPN – consideram que cada uma de suas emoções é 100% verdadeira e exata. Elas agem o tempo todo tendo como base sua realidade emocional.

Se você já tentou argumentar logicamente sobre os sentimentos do seu ente querido, sabe que essa é uma tarefa inútil. É por isso que ensinamos várias alternativas eficazes a essa abordagem.

Sentimentos generalizados de vergonha

O livro *Curando a vergonha que impede de viver*, de John Bradshaw, não aborda especificamente o transtorno da personalidade borderline. No entanto, sua explicação sobre a vergonha tóxica e os sentimentos e comportamentos que ela provoca demonstra como se sentem as pessoas com TPB:

> *A vergonha tóxica é experimentada como o sentimento generalizado de que eu sou imperfeito e defeituoso como ser humano. Não é mais uma emoção que sinaliza nossos limites; é um estado de ser, uma identidade central. A vergonha tóxica provoca um sentimento de inutilidade, de estar isolado, vazio e sozinho, num sentido absoluto. No cerne da vergonha tóxica está a exposição a si mesmo. Uma pessoa que se basear na vergonha evitará expor-se aos outros. Porém, mais significativamente, evitará expor-se a si própria.*

Bradshaw enxerga a vergonha como a principal causa da fúria, da crítica extrema e das acusações, dos cuidados inadequados, da codependência, do comportamento viciante, do agrado exagerado aos outros e dos transtornos alimentares.

As pessoas com o tipo convencional de TPB costumam ser consumidas pela vergonha. Já aquelas com o tipo não convencional costumam negar – tanto aos outros quanto a si mesmas – que sentem alguma vergonha desse tipo.

Agressividade impulsiva

As pessoas com TPB podem, talvez subitamente, fazer ameaças, quebrar coisas e falar num tom elevado e raivoso. Algumas podem ficar violentas. Eis como uma mulher com o transtorno descreve essa característica:

> *Às vezes eu critico cada gesto do meu noivo dizendo que se ele me amasse, não faria aquilo. Quando algo me deixa insegura, fico tão perturbada que o culpo, o menosprezo, grito, derrubo objetos. Eu não tomo boas decisões. Outro dia joguei meu anel de noivado na lixeira durante um ataque de fúria contra ele. Quando penso que tudo vai bem, me acalmo e morro de vergonha, jurando a mim mesma que nunca mais vou me sentir daquele jeito. Mas acabo sempre me sentindo.*

Limites indefinidos

As pessoas com TPB têm dificuldade para estabelecer e manter limites pessoais. Assim explica um homem borderline:

> *Fui criado pensando que um relacionamento íntimo não deveria ter limites. Para mim, estabelecer limites significava criar uma cisão entre as pessoas. Significava que eu precisava estar sozinho, separado, ter uma identidade própria. Mas eu não me sentia suficientemente bem para ter uma identidade separada. Eu precisava ter, ao mesmo tempo, um entrelaçamento total com a pessoa e um isolamento total dela.*

Questões de controle

Frequentemente as pessoas com TPB precisam se sentir no controle dos outros, porque têm muito pouco controle sobre si mesmas. Além disso, como se sentem vulneráveis e com medo, elas tentam tornar seu mundo mais previsível e administrável, controlando-o o máximo possível.

A vulnerabilidade abre a possibilidade de ficar envergonhado. Para um borderline, controlar os outros é um modo de garantir que ninguém jamais o levará a passar vergonha. No entanto, na prática, as pessoas com TPB costumam manipular os outros colocando-os em situações difíceis, criando caos ou acusando-os de tentar controlá-las.

Por outro lado, algumas pessoas com TPB podem enfrentar o sentimento de não ter controle *abrindo mão* do próprio poder e adotando um estilo de vida em que outros façam escolhas por elas. Isso pode implicar a entrada para o serviço militar ou para uma seita. Ou elas podem se unir a pessoas abusivas que as controlem pelo medo ou pela coerção.

Falta de constância do objeto

Quando nos sentimos solitários, a maioria de nós consegue se tranquilizar lembrando-se do amor que os outros nos dedicam. Isso pode ser muito reconfortante, mesmo se essas pessoas estiverem longe – isso vale até mesmo se elas já não estiverem mais vivas. Essa capacidade de manter os outros por perto, mesmo com a ausência física, é chamada de *constância do objeto.*

Muitas pessoas com TPB acham difícil evocar a imagem de alguém querido para tranquilizá-las quando se sentem perturbadas ou ansiosas. Para um borderline, se aquela pessoa não estiver fisicamente presente, ela não existe num nível emocional. É por isso que um borderline pode lhe telefonar, mandar mensagens ou e-mails frequentes, só para garantir que você ainda está lá e ainda gosta dele.

Competência situacional

Algumas pessoas com TPB, especialmente as que têm o tipo não convencional do transtorno, podem ser bastante competentes, confiantes e cheias de autocontrole em determinadas situações. Muitas realizam grandes feitos e se saem bem no trabalho ou na escola. Várias são muito inteligentes, criativas e artísticas.

Pode ser muito confuso quando alguém age com tanta segurança numa situação e desmorona, sem motivo, em outra. Essa *competência situacional* é uma marca registrada do TPB.

Falta de confiança nos outros

As pessoas com TPB não conseguem confiar nos outros porque, num nível fundamental, elas acreditam que não merecem ser amadas ou cuidadas. É por isso que, não importa quantas vezes você as acalme, elas não aceitam essa tranquilização. O vazio que carregam dentro de si jamais é preenchido.

Mentir, enfeitar e deturpar

Como explicamos, as pessoas com TPB costumam experimentar as situações e se lembrar delas por meio de uma lente emocional, e estão convencidas de que seus sentimentos correspondem aos fatos. Por isso podem contar uma verdade emocional própria, que pode ter pouco ou nada a ver com o que realmente se passou.

Em outros casos, as pessoas com TPB enfeitam a verdade e depois, com o tempo, a embelezam mais ainda e/ou começam a acreditar nela.

Borderlines também podem contar mentiras pelo mesmo motivo que o resto de nós o faz às vezes: para parecer melhores, se livrar de uma consequência negativa ou evitar admitir um erro. (Lembre-se: para alguém com TPB, cometer um erro significa *ser* um erro.)

Autoabsorção

Ainda que entre 16% e 39% de pessoas com TPB também tenham transtorno da personalidade narcisista, muitas que têm apenas TPB também podem apresentar um comportamento de autoabsorção, por exemplo trazendo constantemente o foco da atenção para si mesmas. Dois modos comuns de fazer isso é reclamando sem parar de uma doença (que pode ser real, exagerada ou imaginária) e agindo de modo inadequado em público.

Testar seu amor

Como as pessoas com TPB não conseguem aceitar que você realmente gosta delas – ou não entendem por que você ou outro qualquer gostaria –, elas podem rotineiramente testar seu amor agindo de um modo que vai desagradá-lo, irritá-lo ou prejudicá-lo. Em seguida, podem tomar nota de como você reage. Segundo a lógica altamente emocional do TPB, se elas fazem uma coisa terrível e você aceita sem reclamar nem se chatear, isso é uma prova de que você gosta delas. Mas se você reage como a maioria das pessoas, expressando raiva ou desagrado, isso significa que você não tem sentimentos positivos por elas.

Por exemplo, você e uma pessoa querida que tem TPB concordam em se encontrar para almoçar ao meio-dia num restaurante. Às 11h56 você está lá. Ela, por sua vez, chega com mais de uma hora de atraso, às 13h02. Você fica irritado porque esperou um tempão e tem um compromisso em seguida. Mas a lógica dela é a seguinte: se você a amasse de verdade, deveria perdoar o atraso e estar disposto a deixar todos os seus desejos de lado e se concentrar apenas em realizar as necessidades dela.

Filhos adolescentes e adultos com TPB têm mais probabilidade de fazer esses "testes de amor" porque sabem que os pais provavelmente irão aceitá-los por medo, obrigação ou culpa.

Porém, se você é submetido a esses "testes de amor", acaba perdendo de qualquer jeito. Se falhar no teste ficando irritado ou com raiva, mantendo firmemente um limite pessoal ou responsabilizando a pessoa com TPB, ela pode sentir que você confirmou sua falta de amor. Além disso, você terá confirmado que ela não merece ser amada por ninguém. Se, por outro lado, você passar no teste tolerando o ato injusto, ela pode simplesmente exacerbar o comportamento na próxima vez – por exemplo, chegando com *duas* horas de atraso ao encontro. Então, quando você finalmente explode com raiva, se torna o bandido e a pessoa se torna a vítima.

Você pode estar pensando: "Que tipo de teste é esse? Não importa o que aconteça, nós dois fracassamos!" E está certo. Isso não faz sentido para uma pessoa que não tenha TPB. Mas faz todo o sentido no mundo borderline.

Projetar nos outros as próprias características indesejadas

Como não têm uma noção clara de quem são e se sentem inerentemente defeituosas, as pessoas com TPB (em especial as que têm o tipo não convencional do transtorno) costumam negar os próprios comportamentos, sentimentos ou traços desagradáveis. Elas atribuem essas características a outra pessoa – em geral, o companheiro ou a companheira, ou alguém que goste muito delas.

A terapeuta Elyce M. Benham explica que a projeção é como se olhar num espelho de mão. Se você acha que está feio, simplesmente vira o espelho para o lado contrário e, *voilà*! Agora, o rosto desagradável no espelho pertence a outra pessoa.

Às vezes essa projeção é um exagero de alguma coisa que tem base na realidade. Por exemplo, a pessoa pode acusar você de odiá-la quando na verdade você só está irritado com ela. Ou pode dizer que você está ignorando-a de modo grosseiro quando na verdade você só se distraiu com um mosquito picando a sua perna.

Entretanto, a projeção também pode surgir a partir da imaginação. A pessoa pode acusar você de estar flertando com um vendedor quando você só estava perguntando onde fica o departamento de calçados.

De qualquer modo, a esperança inconsciente da pessoa é que, ao projetar essa coisa desagradável em você, ela se sinta melhor consigo mesma. E, de fato, ela se sente melhor, por alguns minutos ou mesmo algumas horas. Porém, em pouco tempo a mágoa volta. Assim ela precisa fazer o jogo da projeção de novo e de novo.

Lembre-se: essa projeção pode não apenas ser injustificada como também não fazer absolutamente nenhum sentido. Como uma mulher com TPB explicou: "Eu me odeio tanto que mal consigo ver as coisas como são de verdade. Quando estou me afogando no ódio, ele contamina tudo e todo mundo, e sinto que tenho razão em sentir uma raiva tão grande de todos – principalmente do meu marido."

Enxergar o mundo de um modo infantil

Às vezes, a pessoa com TPB apresenta uma visão de mundo muito infantil. Na verdade, todos os padrões de pensamento, sentimento e ação que discutimos – clivagem, medo do abandono e de ser sufocado, questões de identidade, exigências de controle, projeção, manipulação dos outros e falta de empatia – correspondem a estágios de desenvolvimento específicos nas crianças normais. Muitos especialistas dizem que, em termos de desenvolvimento emocional, as pessoas com TPB têm 2 anos de idade.

Em seu modelo de desenvolvimento psicológico, Erik Erikson diz que o primeiro estágio pelo qual um ser humano recém-nascido passa é o de aprender em que e em quem confiar, e de que e de quem desconfiar. O segundo estágio, que acontece entre os 18 meses e os 3 anos, tem a ver com autonomia *versus* vergonha e dúvida. Nesse segundo estágio, as crianças aprendem o autocontrole e desejam mais independência. Os borderlines ainda lutam com algumas tarefas normais nesses dois estágios iniciais.

Uma mulher com TPB explicou assim: "Definitivamente me sinto uma criança imatura. As pessoas me acusam de ser um bebê chorão e de fazer pirraça. Será que acham que eu ajo assim porque quero? Acham que é divertido ser controlada pelas emoções? Será que realmente acreditam que eu posso amadurecer vinte anos em minutos? Você não pediria isso a uma criança de 2 anos, portanto não me peça também."

Transtorno bipolar *versus* transtorno da personalidade borderline

O *transtorno bipolar* e o *transtorno da personalidade borderline* são duas condições mentais que podem provocar dor e sofrimento intensos na vida de alguém. Apesar de muitas vezes serem citados juntos, trata-se de dois transtornos distintos, cada qual com seus critérios de diagnóstico e tratamentos. O transtorno bipolar é um transtorno de humor, ao passo que o TPB é um transtorno da personalidade.

As pessoas com transtorno bipolar às vezes parecem estar deprimidas e passam por episódios longos e profundos de depressão. Ficam tristes, perdem o interesse por atividades, sentem-se inúteis e têm dificuldade de concentração e foco. Elas também passam por episódios de mania, caracterizados por comportamento impulsivo, humor elevado, energia intensificada sem a necessidade de dormir e pensamentos acelerados e/ou grandiosos.

É verdade que as pessoas com transtorno da personalidade borderline tipicamente têm humor instável e depressão. Mas o TPB não é definido pelas mudanças de humor. Além disso, as mudanças de humor nas pessoas borderline estão relacionadas com as coisas que acontecem na sua vida, ao passo que os ciclos de mania e depressão no transtorno bipolar não dependem de acontecimentos externos.

Outra diferença é que os ciclos bipolares são lentos, frequentemente medidos em meses ou mesmo anos, ao passo que as mudanças de humor dos borderlines podem acontecer numa fração de segundo. Além disso, o transtorno bipolar só implica mania e depressão. Em contraste, no TPB *todas* as emoções oscilam. Raiva, ciúme, felicidade e outras emoções são sentidas com muita intensidade.

Como as mudanças de humor no TPB são relacionais e situacionais, os médicos costumavam acreditar que esse transtorno não era tão sério ou debilitante quanto a depressão ou o transtorno bipolar. Agora sabemos que não é assim, claro. Também sabemos que o TPB é mais comum do que o transtorno bipolar e a esquizofrenia juntos.

Os tratamentos para TPB e transtorno bipolar são muito diferentes. Geralmente, as pessoas com transtorno bipolar precisam de medicação para melhorar. E, para tratar o cerne do TPB, não existe medicação. Em vez disso, três classes de medicamentos (antidepressivos, estabilizadores de humor e pequenas doses de medicamentos antipsicóticos) são usados para tratar certos sintomas do TPB, como a impulsividade e as variações de humor.

A família borderline

Quando um membro da família é viciado em drogas, é comum que todo o sistema familiar acabe se organizando, de um modo profundamente doentio, em torno dele e do seu vício. De modo semelhante, quando há um borderline na família, tudo pode acabar girando em torno da pessoa, de seus pensamentos, sentimentos, ações e exigências. Nesse processo, as necessidades de crianças e outros adultos podem ser sacrificadas. Dia após dia, os familiares podem ir perdendo um pouquinho mais do seu senso de individualidade e de seus limites, até não saberem mais quem são.

No centro desse sistema familiar está a pessoa com TPB, desesperada por atenção e alívio emocional. Ela acredita que a chave para a sua felicidade está nas mãos do outro, porque não pode ser feliz sozinha. Ela precisa de alguém para *torná-la* feliz. Não consegue se consolar, se acalmar nem lidar com a ansiedade, a raiva ou outros sentimentos sem ter alguém em quem possa botar a culpa, alguém que possa reconfortá-la ou fazer com que tudo venha a melhorar. Em busca de se sentir melhor, ela pode manipular todas as pessoas da família.

Eis como uma mulher com TPB descreveu como lidava com outras pessoas da família:

Muitas vezes só percebo minhas motivações depois que a confusão passa. Uma vez, fiquei chateada porque achei que meu marido estava me ignorando numa festa de Natal, então comecei a destruir todos os presentes que ele tinha acabado de me dar. Ele me interrompeu quando eu estava prestes a rasgar o que eu mais havia gostado: um livro de poemas de amor. Quando vi o livro, eu me dei conta de que jamais o teria estragado. O que eu queria mesmo era ver meu marido tentando me conter, voltando a me dar atenção. Por que agi daquele jeito? A resposta é feia, pesada e constrangedora: manipulação. Fiquei profundamente envergonhada.

> *Ainda que as pessoas com TPB possam parecer manipuladoras, elas não agem assim de propósito. Elas só estão tentando atender às suas necessidades do único jeito que conhecem. Alguém precisa aliviar imediatamente sua raiva, sua ansiedade, seu sofrimento ou o sentimento de aniquilação iminente. Elas estão tentando provocar uma reação que as tranquilize e as ajude a se sentir melhor.*
>
> – Dr. Larry J. Siever

Transtorno da personalidade borderline em homens

Segundo um estudo feito em 2008, metade das pessoas com TPB é do sexo masculino e metade é do sexo feminino. A visão comum, de que as mulheres são a maioria das pessoas com o transtorno, é simplesmente incorreta.

Desde pequenos, muitos homens são ensinados a não ter (ou não expressar) emoção alguma senão a raiva. Por causa disso a maioria dos homens com TPB não é capaz de lidar com a intensidade das próprias emoções, com as mudanças de humor ou com o longo tempo necessário para se acalmar. Muitos não têm amigos com quem conversar sobre isso. E a maioria dos homens com o transtorno não busca tratamento. Seria de admirar, então, que a cólera borderline costume ser mais explosiva nos homens do que nas mulheres?

Frequentemente, o resultado dessa fúria faz com que os homens borderline tenham problemas com a lei – e às vezes até acabem na cadeia. Infelizmente, os homens com TPB costumam receber um diagnóstico errado, isso quando são diagnosticados.

Estudos demonstraram um evidente preconceito de gênero nos diagnósticos de TPB. Por exemplo, num caso em que médicos receberam informações sobre um paciente chamado Chris, a probabilidade de darem o diagnóstico de borderline foi significativamente maior quando Chris foi identificado como mulher do que quando o mesmo paciente, com o mesmo nome e uma história idêntica, foi identificado como homem.

Diferenças entre homens e mulheres com TPB

As seguintes características são mais comuns em homens com TPB do que em mulheres com o transtorno:

- Abuso de drogas.
- Relacionamentos instáveis.
- Uma combinação de TPB e transtorno da personalidade narcisista.
- Uma combinação de TPB e transtorno da personalidade antissocial (isto é, sociopatia/psicopatia).
- Impulsividade.
- Agressividade (mesmo após terapias para controle dessa característica).

Já em relação a mulheres com TPB, quando comparadas aos homens com o mesmo transtorno, são mais comuns estas características:

- Histórico de terapia.
- Transtornos alimentares.
- Transtorno de estresse pós-traumático.
- Grande transtorno de humor, como depressão ou transtorno bipolar.
- Uso de medicação para algum transtorno mental.

Os dois tipos de TPB

As características das pessoas com borderline variam muito, mas não há consenso entre os pesquisadores sobre como classificá-las em diferentes categorias. Para ajudar os familiares, eu as agrupo em dois tipos, embora saiba que há uma grande área cinzenta entre eles.

Indivíduos do tipo *convencional* geralmente se automutilam e tentam suicídio, mas costumam aceitar tratamento. Podem ter dificuldade de manter um emprego e muitas vezes têm algum outro problema de saúde mental associado, como transtorno bipolar ou transtornos alimentares.

Pessoas do tipo *não convencional*, por outro lado, negam a própria dor e a projetam nos outros – em geral, naqueles mais próximos. Embora também sintam medo, vergonha e tenham baixa autoestima, enterram esses sentimentos lá no fundo e culpam os outros por seus problemas. Conseguem manter o emprego como qualquer pessoa, nunca se responsabilizam por nada, não buscam ajuda, mas não se mutilam nem tentam suicídio.

DIFERENÇAS ENTRE TPB CONVENCIONAL E NÃO CONVENCIONAL

	Convencional	Não convencional
Como lida com a dor emocional	Internaliza; comportamento autodestrutivo	Externaliza; direciona a agressividade para o outro
Disposição para buscar ajuda	Sim	Não
Problemas de saúde mental associados	Transtorno bipolar, transtornos alimentares	Transtorno da personalidade narcisista
Funcionamento (capacidade de ser independente)	Baixa habilidade	Alta habilidade
Impacto sobre os familiares	Necessidade de cuidar da pessoa com TPB	Necessidade de lidar com abusos praticados pela pessoa com TPB

Algumas palavras finais

O TPB não é contagioso, como o sarampo ou a covid-19. No entanto, com o tempo, pessoas expostas a comportamentos TPB podem, involuntariamente, se tornar parte da dinâmica do transtorno. Amigos, companheiros e familiares podem se sentir presos num ciclo tóxico de culpa, depressão, raiva, negação, isolamento e confusão. Assim, podem tentar enfrentar o problema de maneiras que não só não funcionam como até pioram a situação. Enquanto isso, os comportamentos pouco saudáveis da pessoa com

TPB acabam sendo reforçados, porque os outros aceitam a responsabilidade pelos sentimentos e ações que, na verdade, se devem à pessoa que tem o transtorno.

Lembre-se: o comportamento dela não é culpa sua. Você pode se sentir controlado ou usado por meio de ameaças, de situações do tipo "se correr o bicho pega, se ficar o bicho come", tratamento de silêncio ("dar um gelo"), ataques de raiva e outros métodos que parecem injustos. Mas, não importa o que o borderline diga, o que está acontecendo não vem de você, mas do transtorno e da dor profunda que a pessoa sente por dentro.

Pode parecer que até agora este livro não trouxe boas notícias, mas trouxe, sim. Afinal, o primeiro passo para melhorar sua vida e seu relacionamento com uma pessoa querida que tem TPB é entender por que ela faz o que faz. Já que, em razão do transtorno, a pessoa não consegue se conectar com a sua realidade, é preciso que você viaje até a dela. E foi isso que você aprendeu a fazer neste capítulo.

CAPÍTULO 3

O narcisista

Os narcisistas são forçados a se definir com base nas expectativas, nos gostos e nas aversões dos outros. Em vez de contarem com um senso interno de que são suficientemente bons, eles ficam presos na busca de aprovação e afirmação. Sem elogios e lisonjas constantes, seu senso de superioridade e merecimento fica fraco e instável. Aí a casa construída em cima do poço sem fundo começa a rachar, e o piso começa a parecer perigosamente fino.

– Mark Ettensohn

Você pode estar perguntando: "Por que há um capítulo sobre narcisismo num livro sobre borderline?" Boa pergunta.

Como já mencionamos, os médicos costumavam definir as características do TPB a partir da observação de pacientes do sistema de saúde mental que haviam sido diagnosticados com o transtorno. Entretanto, isso acabou demonstrando ser um equívoco, pois a maioria avassaladora dessas pessoas tinham o tipo convencional de TPB.

Em 2008, uma equipe de pesquisadores descobriu que indivíduos borderline nos hospitais e nas clínicas não eram uma amostra representativa de todas as pessoas com o transtorno. De fato, eles são apenas uma pequena minoria.

Assim, em vez de avaliar as pessoas dentro do sistema de saúde mental, os pesquisadores responsáveis pelo estudo saíram pela comunidade e realizaram entrevistas com 35 mil pessoas. Dentre muitas outras descobertas, eles constataram que cerca de 5,9% das pessoas têm TPB, não 2%, como afirmava o DSM desde a década de 1990. Mas de onde veio tanta gente a mais? Eram as pessoas com o tipo de TPB não convencional. Quase nenhuma delas tinha sido formalmente diagnosticada, e pouquíssimas estavam no sistema de saúde. A maioria era composta por homens. E, para cada pessoa com TPB convencional, havia cerca de duas com o tipo não convencional.

Os pesquisadores descobriram ainda que quase 40% das pessoas que tinham TPB *também* tinham transtorno da personalidade narcisista. Dito de outro modo, se uma pessoa tem TPB e no momento não faz tratamento, há uma chance de aproximadamente 40% de que ela também tenha TPN. (E se for do sexo masculino, essa porcentagem é ligeiramente mais alta, porque cerca de 65% das pessoas com TPN são homens.)

Dessa maneira, é importante nos aprofundarmos um pouco no conhecimento do transtorno da personalidade narcisista. Primeiro, vamos examiná-lo como um todo. Depois, vamos enfocar características específicas, assim como fizemos com o TPB no Capítulo 2.

Narcisismo saudável *versus* narcisismo doentio

Todos nós precisamos de algumas características narcisistas para continuarmos nos reerguendo depois de sucessivas quedas. Pense no político que perde uma eleição importante, mas concorre a novo cargo dois anos depois; ou na atriz cujo último filme foi um fracasso e, por isso, resolve fazer seu filme independente. O narcisismo saudável nos ajuda a superar tempos difíceis e a ser mais resilientes.

O transtorno da personalidade narcisista atravessa a fronteira entre o funcionamento saudável e o doentio. As pessoas com TPN habitam numa realidade diferente da maioria. Nesse mundo paralelo, elas nasceram para ser majestade, e dedicam pouco ou nenhum pensamento à vida dos camponeses que trabalham na terra, mantêm a barriga delas cheia e esquentam sua cama à noite.

Conceitos e termos essenciais do TPN

"Falso eu" (às vezes chamado de *máscara*): tal como ocorre com aquelas que têm TPB, a maioria das pessoas com TPN encobre seus sentimentos de inadequação, inutilidade e vergonha projetando nos outros essas características indesejadas. No entanto, as pessoas com TPN vão além. Elas precisam ser muito mais do que *não* inadequadas, ruins ou inúteis. *Elas precisam ser melhores que todo mundo.* Para isso, constroem um "falso eu". É como uma máscara de super-herói que cobre tudo de vergonhoso que há nelas. O problema é que, depois de colocar a máscara, com o tempo (e em vários níveis) a pessoa com TPN esquece que aquilo é uma máscara. Acredita no seu "falso eu" e o incorpora. Mas esse "falso eu" é como a fada Sininho: assim que as pessoas param de acreditar, ele pode metaforicamente adoecer e morrer.

É por isso que a pessoa com TPN *jamais* pode cometer um erro ou admitir que cometeu, jamais se responsabiliza por algo e jamais admite que você (ou qualquer pessoa) possa fazer qualquer coisa melhor do que ela. É por causa desse "falso eu", dentre outros motivos, que é tão difícil convencer alguém com TPN a se tratar – ou, por sinal, a mudar de algum modo. Para compreender a lógica do narcisista, pense: se você precisasse optar entre acreditar que é um super-herói e sentir que é inútil (e que deveria, então, examinar atentamente o próprio sofrimento), o que escolheria?

Suprimento narcisista: Assim como um automóvel funciona a gasolina e todos os seres humanos funcionam à base de comida e água, as pessoas com TPN funcionam com o que é chamado de *suprimento narcisista*. Já que são incapazes de amar a si mesmos, os narcisistas exigem um suprimento regular de admiração fornecido pelos outros. Esse suprimento de narcisismo contínuo é essencial para manter seu "falso eu" inflado e forte.

Alguns exemplos de suprimento narcisista são admiração, elogios, atenção, inveja, adulação, medo, aprovação, afirmação, respeito, aplausos, status de celebridade, conquista sexual, prêmios e quaisquer outros meios de ser considerado especial ou superior.

Ferida narcísica. Quando, por algum motivo, o suprimento narcisista para de fluir, ou quando a pessoa com TPN é acusada ou criticada por alguma coisa, o resultado é uma *ferida narcísica*. O evento, a ação, a inação, a declaração ou o pensamento inadequado ameaça expô-la estourando a máscara do "falso eu". A ferida narcísica desencadeia sentimentos de profunda vulnerabilidade, vergonha e inadequação.

Dentre as feridas narcísicas comuns estão perder um companheiro, um emprego ou uma disputa na justiça. Até mesmo perder uma discussão ou cometer um erro bobo e facilmente perdoável pode ser a fonte de uma ferida narcísica para alguém com TPN. O divórcio pode ser uma grande ferida, motivo pelo qual muitos narcisistas agem como valentões no tribunal, vingando-se dos futuros ex-cônjuges e colocando os filhos no centro da disputa.

Fúria narcisista. A fúria narcisista e a fúria borderline são semelhantes. Diferentemente da raiva normal, essa fúria geralmente é irracional, desproporcional ao evento que a precipitou e extremamente agressiva (ou passivo-agressiva). Entre as reações comuns estão explosões intensas de raiva, ressentimento latente, tratamento de silêncio (o famoso "dar um gelo") e/ou sarcasmo mordaz. Quanto mais humilhada e sem graça a pessoa com TPN se sentir, mais extrema sua fúria provavelmente será.

Vejamos agora como as pessoas com TPN costumam pensar, sentir e agir.

PENSAMENTOS, SENTIMENTOS E AÇÕES COMUNS NO TPN

PENSAMENTOS	• A pessoa acredita que é superior, merecedora, especial e que está acima da lei • Ela fantasia sobre um mundo perfeito em que ela é ainda mais superior e merecedora
SENTIMENTOS	• A pessoa não consegue se imaginar no lugar de nenhuma outra • Não consegue sentir empatia por ninguém a não ser por si mesma • Ela precisa ser admirada da manhã até a noite, porque, no momento em que essa admiração vai embora, a vergonha subjacente e o sentimento de inutilidade ameaçam voltar para dentro de si

AÇÕES	• A pessoa usa os outros como peões de um jogo para obter o que deseja • Ela simplesmente não se importa se magoa os outros – e não tem interesse em ajudá-los • Ela age com arrogância em relação a "formas de vida inferiores", como você e todo mundo

Vamos examinar mais de perto algumas dessas características. Como você fez no Capítulo 2, anote quais delas levam você a se lembrar do seu ente querido.

Forte sentimento de superioridade e merecimento

Os narcisistas são cheios de autoimportância. São absolutamente convencidos de que são superiores aos outros, por isso deveriam merecer tudo o que desejarem. Eles querem duas bolas de sorvete quando os outros ganharam uma – e querem garantir que mais ninguém ganhe duas. Querem o carro mais potente – e acreditam que estão acima das leis de trânsito. Só gostam de se envolver com pessoas de "alto nível" e com organizações, clubes e instituições que atendam às suas necessidades.

Para reforçar seu sentimento de superioridade, as pessoas com TPN costumam mentir ou exagerar sobre quem são, o que fizeram ou alcançaram, os cargos que ocuparam e os elogios que receberam.

O sentimento de merecimento do narcisista não é o mesmo que uma autoestima saudável.

Uma pessoa com autoestima saudável honra quem ela é e sabe que merece coisas boas (mas não necessariamente especiais). O sentimento de autoestima é desenvolvido por meio de realizações que são resultado de trabalho duro, esforço e dedicação.

Em contraste, a pessoa com TPN tem um senso de merecimento sem qualquer relação com trabalho, esforço, realização ou princípios. É como uma criancinha que ainda se acha o centro do mundo. É por isso que, como uma criança pequena, ela fica com raiva quando suas exigências imediatas não são atendidas. Se as outras pessoas não correm para realizar seus desejos, ela precisa reagir. Frequentemente, os indivíduos com TPN agem de modo arrogante e altivo, sobretudo com pessoas que consideram estar "abaixo" na pirâmide social ou econômica.

Veja a seguir três histórias bem típicas do comportamento narcisista:

SAM, QUE FOI CASADO COM UMA PESSOA COM TPN
Minha ex, Sarah, acreditava estar acima de todo mundo. Quando a conheci, ela disse que tinha sido diretora criativa de uma grande agência de publicidade, que seus filhos tinham frequentado universidades da Ivy League e que ela havia convivido com celebridades. Dizia que sua origem, sua criação e sua cultura eram superiores.

Depois de alguns meses, descobri que ela havia sido apenas estagiária de assistente de produção e que tinha sido viciada em cocaína e anfetaminas. Nada do que ela disse era verdade.

KATIE, QUE JÁ NAMOROU ALGUÉM COM TPN
Quando ele se sentia bem consigo mesmo, agia como se eu não fosse boa o suficiente. Dizia coisas do tipo: "Não sei se você é o que eu quero. Acho que mereço mais e sei que existe um monte de mulheres interessadas em mim." Então eu respondia: "Tudo bem; se é assim, vou embora." Mas era só eu dizer isso para ele voltar atrás e implorar que eu ficasse: "Por favor, não quero perder você." Para ele era só um jogo. Quando eu pulava fora, virava a "malvada" da história.

ROBBIE, QUE JÁ NAMOROU ALGUÉM COM TPN
Ela só queria estar ligada a pessoas que considerava "espiritualmente superiores" e mais "conscientes" que os outros. Seus amigos tinham que ter empregos incríveis, dos quais ela pudesse se beneficiar – por exemplo, indo a festas chiques, reuniões, workshops, viagens, etc.

Falta de empatia

As pessoas com TPN não conseguem se colocar no lugar de ninguém. São incapazes de imaginar como você se sentiria em relação a qualquer coisa – inclusive a morte de alguém que você ama. A falta de empatia é uma característica central do TPN, assim como o medo do abandono é central no TPB. Não ache que alguém com TPN vai ouvi-lo, compadecer-se de sua dor ou apoiá-lo emocionalmente, porque não vai.

Essa característica parece estranhíssima para a maioria de nós. Afinal de contas, até mesmo alguns animais demonstram evidências de empatia. No entanto, a falta dela é parte do pacote padrão do TPN. Talvez você não perceba como a situação é complexa até realmente precisar do apoio de um narcisista – se, por exemplo, um parente próximo morrer, ou se você ficar muito doente – e ele reclamar que sua tragédia está prejudicando a vida *dele*.

A falta de empatia também significa que a pessoa com TPN é incapaz de criar laços de intimidade. É difícil ouvir isso, nós sabemos. Mas queremos encorajá-lo a ser honesto em relação ao que *não* esperar encontrar por baixo do verniz de superioridade do narcisista. Lá não existe uma pessoa amorosa, carinhosa, esperando para ser libertada.

Eis o que algumas pessoas já disseram sobre a falta de empatia em seus entes queridos com TPN:

RUTH, CUJA IRMÃ TINHA TPN
Eu podia ficar uma hora contando para minha irmã como estava triste e magoada, mas ela permanecia imóvel, fria como gelo. Quando era sua vez de falar, ela detonava toda palavra que saía da minha boca até eu me desculpar por ter expressado como me sentia.

RANDY, CUJA EX-NAMORADA TINHA TPN
Minha companheira dizia que eu estava errado por sentir o que sentia, e se eu reclamasse disso, eu é que tinha algo de errado.

Os narcisistas não pensam na dor que causam nos outros e não dão crédito às percepções alheias. Eles simplesmente não se importam com os pensamentos e sentimentos que vão de encontro aos deles. Não espere que eles ouçam, legitimem, entendam ou apoiem você.

– Les Parker, Ph.D.

Isso não quer dizer que uma pessoa com TPN não possa lhe dar um superpresente na ocasião certa. Ela pode inclusive imitar as falas empáticas das outras pessoas, mas isso é só para manter as aparências, não é real.

Necessidade constante de admiração e atenção

Se a pessoa com TPN não recebe admiração e atenção suficientes, acha que irá murchar, como um vaso de flores trancado em um armário abafado. Frequentemente ela reage a essa falta de suprimento narcisista agredindo os outros.

Aqui vão duas histórias sobre esse comportamento comum no TPN:

TOM, CUJA EX-NAMORADA TINHA TPN
Minha ex-namorada precisava ser constantemente reconhecida, adorada e admirada. Ficava uma fera se eu não ligasse para ela toda manhã, na ida para o trabalho e na volta para casa (nós não morávamos juntos), mas, por outro lado, reclamava que se sentia pressionada com minhas ligações. Ela dizia: "Não quero ter que atender, mas quero que você ligue e pelo menos deixe um recado, porque preciso saber que sou importante para você." Com mensagens de texto era a mesma coisa. Se eu não as respondesse em alguns minutos, ela mandava outra, perguntando: "Recebeu minha mensagem?"

NEDIMAH, CUJO PAI TINHA TPN
Durante minha cerimônia de casamento, meu pai se recusou a falar comigo porque achou que não havia recebido atenção suficiente como pai da noiva. Depois convocou o resto da família para que todos participassem do seu sofrimento. Quando voltei da lua de mel, fui acusada de ter dito ao fotógrafo que não tirasse fotos dos meus meios-irmãos. É claro que eu não tinha feito isso, havia um monte de fotos deles! Mas meu pai falou a todos que era o que eu havia feito.

Fantasiar compulsivamente

Faz parte da rotina das pessoas com TPN ter fantasias de sucesso ilimitado, poder, brilho, beleza ou amor ideal. Em parte, é assim que elas se defendem do vazio interior: ao se sentirem especiais e no controle, evitam sentimentos de inutilidade e insignificância.

Todos nós fantasiamos, é claro, mas a maioria pode discernir facilmente a fantasia da realidade. Por sua vez, as pessoas com TPN costumam andar na fronteira entre o pensamento mágico e a realidade – isso quando não a atravessam. Assim que o fazem, podem apresentar a fantasia como realidade para os outros, por exemplo, por meio do *gaslighting*. (*Gaslighting* é uma forma de abuso emocional comum em relacionamentos tóxicos. Implica manipular uma pessoa até que ela passe a questionar seus sentimentos e sua lembrança dos acontecimentos. Uma vítima de *gaslighting* pode chegar a duvidar da própria sanidade. Esse termo deriva de uma peça de teatro de 1938 e de dois filmes lançados em 1940 e 1944 chamados *À meia-luz* [*Gaslight*].)

Eis como uma mulher descreveu esse comportamento:

YUKO, CASADA COM UM NARCISISTA
Antes de meu marido começar a fazer terapia, ele frequentemente baseava nossos planos em fantasias de riqueza súbita (como ganhar na loteria), não num plano realista, do tipo aqui e agora. Ele idealizava nosso relacionamento, criando uma ideia de "felizes para sempre" sem qualquer base na realidade. Estava tão convencido da ideia de vida perfeita que nem conseguia me ouvir quando eu expressava a necessidade de conversarmos sobre os problemas de confiança e honestidade entre nós.

Os narcisistas são atores representando um papel. São mentirosos hábeis que acreditam nas próprias mentiras. Versados na desonestidade, não conseguem diferenciar sua própria versão da verdade de uma mentira. Podem pegar o passado e reorganizá-lo para se sentirem bem. Raramente admitem uma falha e jamais se desculpam.

– Rokelle Lerner

Exploração dos outros

As pessoas com TPN estão sempre se aproveitando dos outros. Um narcisista vai pegar pesado com um pintor de paredes, um jardineiro, um afinador de piano ou outro pequeno empresário que não tenha recursos para processá-lo. Ele é capaz de sair com outra pessoa só para provocar ciúme no parceiro. E pode estacionar numa vaga para deficientes só para economizar alguns passos.

Além disso, narcisistas não dão valor ao que os outros fazem por eles. Na verdade, se você for generoso, doce ou tiver uma personalidade cuidadora, eles podem tratá-lo de modo ainda pior.

Aqui vão alguns exemplos desse tipo de exploração:

ANNIKA, EX-NAMORADA DE UM NARCISISTA
Um dia, meu ex-namorado invadiu minha casa enquanto eu estava no trabalho. Quando voltei, a casa estava virada do avesso. Eu liguei imediatamente para ele contando o que havia acontecido, e ele disse que tinha sido ele – e que se eu tinha problema com aquilo, que ligasse para a polícia.

LEJOHN, CUJA MULHER TEM TPN
Apesar de nossa família não ter muito dinheiro, minha mulher, Sheila, tinha o hábito de comprar joias e roupas caras. Ela fez uma cirurgia plástica que não tinha cobertura do plano de saúde. Quando ousei questionar, ela mentiu dizendo que tinha cancelado a cirurgia – e depois a fez escondida.

ABBIE, CUJO MARIDO TEM TPN
Meu marido tentou me convencer de que ele não deveria ter que esquentar o próprio jantar quando chegava tarde em casa, e que por isso eu não deveria sair com as crianças à noite.

Baixo desenvolvimento emocional

Como já dissemos, em termos de desenvolvimento emocional as pessoas com TPB estão presas no segundo estágio proposto por Erik Erikson: autonomia *versus* vergonha e dúvida, que ocorre em algum ponto entre os 18 meses e os 3 anos de idade. As pessoas com TPN ficam presas num estágio posterior, que Erikson descreve como diligência *versus* inferioridade, e que normalmente ocorre nas crianças entre os 6 e os 11 anos.

Nesse estágio, as crianças aprendem a desenvolver um senso de proficiência, moralidade e confiança. Porém, aquelas que não se desenvolveram completamente nos estágios anteriores – isto é, que não desenvolveram confiança, iniciativa e capacidade de aprender autonomamente – crescerão duvidando da própria capacidade de ter sucesso. Se nesse ponto não forem apoiadas por adultos atenciosos, podem desenvolver baixa autoestima, culminando num forte sentimento de inferioridade.

Essa é também a idade em que as crianças aprendem a expressar os sentimentos e a controlar os desejos sem supervisão direta. Elas devem ser capazes de entender as consequências dos seus atos, entender seus sentimentos, demonstrar empatia e oferecer ajuda quando veem alguém passando por problemas. Essas são exatamente as atitudes com as quais os adultos com TPN têm dificuldade.

A não ser pela fúria, narcisistas têm uma vida emocional rasa, porque muita coisa precisa permanecer escondida, tanto delas próprias quanto dos outros. Essa condição dificulta conhecê-las, porque não parece haver uma pessoa real por baixo da fachada. Isso é o oposto do que acontece com a maioria das pessoas com TPB, que sentem e expressam uma ampla gama de emoções.

As pessoas que têm TPB e TPN podem exibir os *dois* conjuntos de características. Pense num bolo recheado. Cada camada de recheio pode ser TPB, enquanto cada camada de massa é TPN. Em outras palavras, esses transtornos coexistem lado a lado, mas não se misturam. Quando duas características estão em oposição – por exemplo, os borderlines têm emoções intensas e os narcisistas têm emoções rasas –, em geral um transtorno predomina e tende a determinar quais características se apresentam com mais frequência. Assim, a personalidade de cada indivíduo é única.

Medo de exposição pública

Para uma pessoa com TPN, ter sua vergonha interna exposta publicamente é algo pavoroso e intolerável. Assim, ela age desta maneira: mente, se retrai, depois muda de rota e faz acusações absurdas aos outros com o objetivo de evitar a exposição – e projeta a vergonha nos outros.

Os dois tipos de TPN

O transtorno da personalidade narcisista assume dois tipos bastante distintos: *narcisismo grandioso* e *narcisismo vulnerável* (ou *encoberto*). Vamos examinar cada um deles.

Narcisista grandioso

Os narcisistas grandiosos parecem tremendamente confiantes e seguros de si. Eles *sabem*, com certeza absoluta, que são superiores. Eles buscarão vingança ou terão ataques de fúria contra qualquer um que os contrarie ou os desrespeite. Dão pouca importância aos relacionamentos e muita importância ao poder e ao controle. Apesar da vergonha profunda e oculta, frequentemente agem de modo descarado.

Pense no empresário que demite centenas de funcionários, veta aumentos para a maioria dos outros, corta custos e benefícios, depois assume o crédito por poupar milhões para a empresa e exige um aumento grandioso para si mesmo. Pense no político que gasta milhões redecorando seu gabinete, usa verbas governamentais para viagens particulares e aceita colaborações de campanha em troca de alterar leis em benefício da empresa do doador.

Quando fica diante de uma ferida narcísica, o narcisista grandioso afirma que não tem absolutamente nenhuma culpa e que é perfeito – depois inicia um contra-ataque agressivo e sem limites. Ele tentará aniquilar imediatamente qualquer pessoa ou qualquer coisa que seja percebida como uma ameaça potencial.

> *Para lidar com a grandiosidade (caracterizada por alguém se enxergar como o mais importante de todos), o segredo é responder em vez de reagir. Quando você responde, dá a si mesmo espaço para absorver o que está acontecendo e escolher o melhor modo de ir em frente. Os narcisistas são incapazes de responder de modo sensato e equilibrado quando se sentem inseguros. Isso porque esses sentimentos ameaçam desestabilizar seu falso eu. Sua tarefa é fazer o que o narcisista não consegue.*
>
> *Corra o risco e mergulhe na própria vulnerabilidade. Permita-se ter os sentimentos ruins que o comportamento grandioso do narcisista está provocando. Se você for capaz de controlar-se e não reagir a eles, verá que, na verdade, eles pertencem ao narcisista. O narcisista projetou em você os sentimentos dele, a sensação de não ser bom, importante ou digno de amor. Ao lhe atribuir esses sentimentos ruins, o narcisista está comunicando algo que ele jamais poderia dizer explicitamente. Assim que você tiver enxergado isso, poderá escolher como agir.*
>
> *– Mark Ettensohn*

Narcisista vulnerável

O narcisista vulnerável difere do narcisista grandioso de três maneiras significativas:

1. O narcisista vulnerável é geralmente menos óbvio. Em vez de se declarar "perfeito" ou "o melhor", ele pode apenas irradiar autoconfiança e competência. Se você lhe disser que a calça dele está aberta, ele provavelmente vai conferir e fechar o zíper em vez de acusá-lo, com raiva, de estar rindo dele. O narcisismo pode só aparecer depois de um tempo.
2. De modo diferente do narcisista grandioso, que reagirá às críticas e ao fracasso simplesmente agredindo, o narcisista vulnerável pode ter uma reação emocional genuína. Diante de uma ferida narcísica, ele pode se sentir humilhado, desmoralizado ou vazio. Pode se recolher socialmente e tecer uma narrativa sobre como foi vitimizado, de novo e de novo. Pode ficar seriamente deprimido com a crítica ou o fracasso.

3. Os narcisistas vulneráveis costumam ser passivo-agressivos. Eles podem concordar, entusiasmados, com uma proposta sua, mas fazer exatamente o contrário quando você der as costas. Podem fazer promessas e deixar de cumpri-las, empurrar com a barriga, ficar carrancudos ou ser muito teimosos.

Não se sabe ao certo o que causa cada tipo de TPN, ainda que pareça haver causas genéticas e ambientais. Tal como as pessoas com TPB, aquelas com TPN parecem ter diferenças em áreas importantes do cérebro. No borderline, vemos diferenças na parte do cérebro relacionada com as emoções. No narcisismo as diferenças estão na parte relacionada com a empatia.

Tratamento do TPN

A maioria das pessoas com TPN jamais vai melhorar. O narcisista permanecerá exatamente do mesmo jeito pelo resto da vida, não importa o que lhe digam ou façam.

Entretanto, existe pelo menos uma forma de tratamento que se mostrou eficaz para algumas pessoas com o transtorno: a terapia do esquema, desenvolvida especificamente para narcisistas. Para Wendy Behary, autora do livro *Disarming the Narcissist* (Desarmando o narcisista) e especialista nesse tipo de tratamento, apenas uma terapia cuidadosamente estruturada, como a terapia do esquema, pode abrir uma brecha nas camadas de defesa de uma pessoa com TPN.

Behary também acredita firmemente que um narcisista só vai aceitar a terapia quando houver uma consequência muito séria e dolorosa se ele não o fizer. Por exemplo, a pessoa com TPN deve saber que, se não for às sessões, seu cônjuge vai deixá-la, seus pais vão deserdá-la ou ela perderá o emprego. (E essas atitudes *devem* ser tomadas se ela optar por não ir.)

E mais: ir à terapia e fazer o trabalho que esta exige são duas coisas distintas. Muitas pessoas com TPN tentam persuadir e/ou humilhar os terapeutas, ou convencê-los de que os problemas estão nos outros. Como os terapeutas são seres humanos falíveis, às vezes as pessoas com TPN conseguem enganá-los. Então, para que a terapia seja bem-sucedida, o narcisista precisa estar disposto a tirar a máscara na frente do terapeuta – o que pode significar ser massacrado temporariamente por sentimentos de inutilidade, vergonha, vazio e solidão.

Além disso, o profissional precisa ser hábil, autoconfiante e inteligente o suficiente para não sucumbir às tentativas de ser cortejado, seduzido ou humilhado. Por último, o paciente deverá permanecer fazendo terapia e trabalhando duro durante anos para que o tratamento seja eficaz. Afinal, desfazer os padrões de uma vida inteira exige muito esforço.

Semelhanças e diferenças entre TPB e TPN

Como muitas pessoas que possuem TPB também têm TPN, pode ser difícil separar as duas coisas, especialmente quando alguém tem o tipo não convencional de borderline. Esse desemaranhamento costuma fazer parte do trabalho do terapeuta.

A seguir forneceremos duas listas de verificação que podem ajudá-lo a identificar o caso de seu ente querido: narcisismo; borderline não convencional; narcisismo *e* borderline não convencional; narcisismo *e* borderline convencional; ou nenhuma das alternativas.

A primeira lista foca em semelhanças, a segunda em diferenças.

Semelhanças entre as pessoas com TPB não convencional e aquelas com TPN

- Ambas dependem de outras pessoas para administrar funções que a maioria de nós consegue administrar sozinha. (Borderlines procuram os outros para administrar seus humores; narcisistas querem que os outros elevem sua baixa autoestima.)
- Ambas vivem em realidades alternativas em que os sentimentos criam fatos.
- Ambas projetam sua "crueldade" nos outros, que se tornam alvo de acusações.
- Ambas culpam todo mundo, menos elas próprias. Nenhuma delas admite que estava errada ou que cometeu um erro.

- Nenhuma assume a responsabilidade pelas próprias palavras ou ações.
- Ambas podem ser críticas e julgadoras – e ambas precisam estar certas o tempo todo.
- Ambas podem guardar ressentimentos, enxergar-se como vítimas e esperar que as pessoas próximas sintam pena delas.
- Ambas não se dispõem a ouvir o que não querem.
- Ambas podem demonstrar ciúme excessivo por bobagens ou por nada.
- Ambas sentem muita vergonha, que encobrem com camadas de autoengano.
- Ambas costumam mentir.
- Ambas tentam controlar os outros e o ambiente para se sentirem seguras. As pessoas com TPB usam esse controle para manter a estabilidade emocional; as com TPN usam-no para aumentar sua autoestima.
- Ambas são extremamente sensíveis a estímulos que podem acionar gatilhos sobre questões polêmicas.
- Ambas precisam de muita atenção.
- Ambas se ocupam tanto em ter as próprias necessidades atendidas que lhes resta pouca energia para os outros.
- Ambas têm desenvolvimento emocional atrofiado. As pessoas com TPB têm idade emocional de cerca de 2 anos; as pessoas com TPN têm idade emocional de cerca de 6 anos.
- Ambas ainda têm dificuldade com questões que a maioria das pessoas domina na infância.
- Ambas se afastam da lógica quando seus gatilhos são acionados.
- Ambas podem ser emocional e verbalmente abusivas.
- Ambas têm relacionamentos instáveis ou deficientes, que envolvem críticas ou acusações e que frequentemente terminam com o parceiro sendo forçado a ir embora.
- Ambas usam técnicas manipulativas ou coercitivas, como *gaslighting*, gelo, chantagem emocional, expectativas pouco razoáveis e pensamento mágico.
- Ambas enxergam as coisas em preto ou branco, sem tons de cinza.

DIFERENÇAS MAIS SIGNIFICATIVAS ENTRE PESSOAS COM TPB (CONVENCIONAL OU NÃO CONVENCIONAL) E PESSOAS COM TPN

Transtorno da personalidade borderline	Transtorno da personalidade narcisista
Seu maior problema é o medo de ser abandonada	Seu maior problema é alimentar seu ego por meio de suprimento narcisista
Suas emoções são muito variadas e intensas	Suas emoções são rasas, com exceção da fúria
Tem, ao mesmo tempo, medo de ser abandonada e de ser sufocada	Tem um sentimento generalizado de grandiosidade
Pensamentos suicidas; automutilação	Sentimento de que merece sempre o melhor e de que não precisa seguir as mesmas regras que os outros
Exibe sentimentos de abandono, mágoa e vulnerabilidade	Tende a explorar os outros
Dissociação	Sentimento exagerado de importância
Senso instável do "eu"	Forte sentimento de superioridade
Sentimentos crônicos de vazio	Falta de empatia pelos outros
Pode ter um interesse genuíno por outras pessoas	Não tenta conhecer os outros, a não ser para explorar, impressionar ou manipular

CAPÍTULO 4

A vida numa panela de pressão: como o comportamento borderline afeta você

"Viver com uma pessoa que tem TPB é como viver numa panela de pressão com revestimento fino e a válvula de segurança quebrada."

"Viver com um borderline é viver num paradoxo perpétuo. É uma série de contradições aparentemente interminável."

"Sinto que passei pelo ciclo de centrifugação em uma máquina de lavar. O mundo está girando e não faço ideia de quais são o lado de cima, o de baixo ou os laterais."

– Depoimentos da comunidade de apoio aos familiares Welcome to Oz

Cheias de ódio contra si mesmas, as pessoas com TPB podem:

- Acusar as outras de odiá-las.
- Tornar-se tão críticas e se enfurecer tão facilmente que as pessoas acabam querendo se afastar.
- Culpar os outros ou se colocar no papel de vítima.

O TPB não é contagioso, mas as pessoas expostas a ele podem acabar vivenciando o transtorno ativamente. Amigos, companheiros e familiares costumam enxergar os comportamentos nocivos como algo pessoal e, assim, se sentem presos num ciclo tóxico de culpa, depressão, raiva, negação, isolamento e confusão. Tentam lidar com o transtorno de maneiras que não funcionam a longo prazo ou até pioram a situação.

Enquanto isso, as condutas pouco saudáveis da pessoa com o transtorno são reforçadas porque você aceita a responsabilidade por sentimentos e ações que pertencem a ela.

Neste capítulo discutiremos algumas estratégias para reagir ao comportamento borderline. Depois apresentaremos perguntas para ajudar a determinar como as atitudes da pessoa com TPB afetam a sua vida.

Ideias comuns sobre o TPB

Nem todo mundo que convive com um borderline pensa da mesma forma, mas a seguir veremos uma lista de ideias equivocadas que as pessoas costumam ter a respeito do transtorno.

Crenças e fatos

CRENÇA: Sou responsável por todos os problemas deste relacionamento.
FATO: Cada pessoa é responsável por 50% do relacionamento.

CRENÇA: Todas as ações da pessoa com TPB têm a ver comigo.
FATO: As ações da pessoa com TPB resultam de um transtorno complexo provocado por uma combinação de fatores genéticos e ambientais e nada têm a ver com outras pessoas.

CRENÇA: É minha responsabilidade resolver os problemas dessa pessoa, e se eu não ajudá-la, ninguém mais ajudará.
FATO: Ao tentar assumir o controle da vida da pessoa com TPB, você pode estar transmitindo a mensagem de que ela não é capaz de cuidar de si mesma. Além disso, você está perdendo a chance de mudar o relacionamento se concentrando em si mesmo.

CRENÇA: Se eu convencer a pessoa com TPB a mudar seu comportamento, os problemas dela desaparecerão.

FATO: O TPB é um transtorno sério que afeta profundamente o modo como as pessoas pensam, sentem e se comportam. Você não vai conseguir convencer alguém a mudar, não importa quão persuasivo seja.

CRENÇA: Se eu puder provar que as acusações dela são falsas, ela confiará de novo em mim.
FATO: A falta de confiança é uma característica básica do TPB. Não tem nada a ver com seu comportamento, mas com o modo como borderlines enxergam o mundo.

CRENÇA: Se eu realmente amo essa pessoa, deveria aceitar os abusos físicos ou emocionais que ela provoca.
FATO: Se você ama a si mesmo, não deve tolerar o comportamento abusivo de nenhuma outra pessoa.

CRENÇA: A pessoa não pode evitar ter o transtorno, por isso não pode ser responsabilizada por seu comportamento.
FATO: É verdade que ela não pediu para ter TPB. Mas, com ajuda, ela pode aprender a controlar seu comportamento em relação aos outros.

CRENÇA: Se eu estabelecer limites pessoais, a pessoa com TPB ficará magoada.
FATO: Estabelecer limites pessoais é essencial para *todos* os relacionamentos – especialmente aqueles em que uma ou as duas pessoas têm TPB.

CRENÇA: Quando tento fazer alguma coisa para melhorar minha situação e a tentativa é frustrada, eu deveria insistir até funcionar.
FATO: Você pode aprender com o que não deu certo e experimentar algo novo.

CRENÇA: Não importa o que a pessoa com TPB faça, eu devo lhe oferecer amor, compreensão, apoio e aceitação incondicionais.
FATO: Há uma grande diferença entre amar, apoiar e aceitar uma pessoa e amar, apoiar e aceitar o comportamento dela. Na verdade, se você apoia e aceita um comportamento pouco saudável, pode estar encorajando a pessoa a continuar agindo da mesma forma e perpetuar seu sofrimento.

O luto devido ao comportamento borderline

Muitas pessoas que são desvalorizadas por alguém com TPB guardam lembranças nítidas de quando o ente querido achava que elas eram perfeitas. Alguns familiares dizem que sentem como se a pessoa que os amava tivesse morrido e um desconhecido tivesse tomado o corpo dela.

Uma pessoa que entrevistamos disse: "Se eu tivesse uma doença fatal, pelo menos morreria só uma vez. Esse abuso emocional me mata aos poucos e faz com que eu viva sempre à beira de um precipício."

Elisabeth Kübler-Ross, autora de *Sobre a morte e o morrer*, delineou cinco estágios do luto, que de certa forma podem ser aplicados às pessoas que amam alguém com TPB. Nós os adaptamos para abordar as questões diretamente ligadas ao transtorno.

Negação

As pessoas que amam alguém com TPB costumam desculpar o comportamento do ente querido ou se recusar a aceitar que ele age de maneira incomum. Quanto mais isoladas estiverem, maiores as chances de entrarem em negação. Isso porque, sem parâmetros externos, é fácil perder a noção do que é ou não normal. Os borderlines podem ser mestres em convencer alguém de que seu comportamento é culpa de outra pessoa. Isso pode manter alguém num estado de negação contínua.

Raiva

Algumas pessoas reagem aos ataques de raiva do borderline contra-atacando. Isso é como jogar gasolina no fogo. Outras afirmam que a raiva é uma reação inadequada ao comportamento borderline, argumentando: "Você não ficaria com raiva de uma pessoa porque ela tem diabetes, então por que sentir raiva de alguém que tem TPB?"

Ora, sentimentos não têm QI. Eles simplesmente existem. Tristeza, raiva, culpa, confusão, hostilidade, irritação, frustração – todos são normais e esperados por parte daqueles que estão diante de um comportamento borderline. Mas isso não significa que você deveria reagir com raiva da pessoa, mas que precisa de um lugar seguro para desabafar suas emoções e se sentir aceito, não julgado.

Negociação/barganha

Esse estágio é caracterizado por concessões com o objetivo de trazer de volta o comportamento "normal" da pessoa que você ama. A ideia é: "Se eu fizer o que ela deseja, talvez ela volte a ser como era antes." Todos fazemos concessões para manter nossas relações. Mas os sacrifícios que os indivíduos fazem para satisfazer pessoas com TPB podem ser muito penosos. E pode ser que eles nunca sejam suficientes. Em pouco tempo serão necessárias mais provas de amor, e outra negociação precisará ser feita.

Depressão

A depressão se estabelece quando você percebe o verdadeiro custo das negociações que fez: perda de amigos, de familiares, do respeito próprio e de seus hobbies. A pessoa com TPB não mudou. Você, sim.

SARAH
Durante três anos, meu namorado me disse que o problema era eu, que minhas fraquezas arruinavam nosso relacionamento. E eu acreditei. Dei as costas para alguns amigos porque ele não gostava deles. Corria para casa depois do trabalho porque ele dizia que precisava de mim. Então tivemos uma briga feia, e agora estou solitária e deprimida porque não tenho mais amigos a quem recorrer.

FRAN
Passei muitos anos sofrendo quando percebi que os sonhos que eu tinha para o meu filho borderline poderiam jamais se realizar. Comecei a me sentir em luto quando o terapeuta explicou que era como se meu filho tivesse morrido há muito tempo, junto do futuro que eu havia imaginado para ele. Mas que, quando superasse o luto, eu teria um novo filho, e poderia criar novas aspirações para quem ele realmente era.

Aceitação

A aceitação chega quando você integra os aspectos "bons" e "ruins" da pessoa que você ama e percebe que ela não é nem uma coisa nem outra, mas ambas. Nesse estágio, muitas pessoas que amam alguém com TPB aprendem a aceitar a responsabilidade pelas próprias escolhas e a cobrar a responsabilidade dos outros pelas escolhas deles. Assim, cada um pode tomar suas decisões sobre o relacionamento com um entendimento mais claro de si mesmo e do outro.

Reações comuns ao comportamento borderline

O comportamento de um borderline provoca muitas reações nas pessoas próximas. Algumas das mais comuns estão listadas a seguir.

Perplexidade

PHIL
A princípio tudo parece normal. De repente, do nada, acontecem estranhas reviravoltas e inversões da realidade. Mudanças e acontecimentos fora do padrão levam minha mulher a berrar comigo por coisas que eu nem consigo entender. Fico totalmente sem chão. Então percebo que penetrei na Zona Borderline!

Phil está atônito por causa de uma reação chamada "agressividade impulsiva", uma característica central no transtorno da personalidade borderline. Segundo *The Essential Family Guide to Borderline Personality Disorder* (Guia essencial para a família sobre o transtorno da personalidade borderline), de Randi Kreger, coautora deste livro, a agressividade impulsiva é uma reação repentina, hostil, até mesmo violenta, provocada por ameaças imediatas de rejeição ou abandono unidas à frustração. A fonte desses sentimentos pode ser óbvia ou provocada por alguma coisa não evidente (como provavelmente acontece no caso de Phil).

O termo coloquial que Kreger usa para a agressividade impulsiva é "*bor-*

der-lion" [um trocadilho com as palavras em inglês "*lion*" (leão) e "*border*" (fronteira)], porque as emoções de alguém com TPB são tão fortes e avassaladoras que não podem ser contidas, como um leão feroz reagindo após ser solto de uma jaula. As "garras" do *border-lion* podem estar voltadas para fora (ataque de fúria, linguagem abusiva, violência física) ou para dentro (automutilação, tentativa de suicídio).

Perda da autoestima

Beverly Engel, em *The Emotionally Abused Woman* (A mulher abusada emocionalmente), de 1990, descreve o efeito do abuso emocional sobre a autoestima:

> O abuso emocional penetra no âmago da pessoa, criando cicatrizes que podem ser mais duradouras do que as físicas. Os insultos, as insinuações, as críticas e as acusações devoram lentamente a autoestima da vítima de abuso emocional até que ela se torne incapaz de avaliar a situação de modo realista. Ela fica tão abatida emocionalmente que se culpa pelo abuso. As vítimas de abuso emocional podem ficar tão convencidas de que não têm valor a ponto de acreditar que ninguém mais poderia amá-las. Elas permanecem em situações tóxicas porque acreditam que não têm para onde ir. Seu maior medo é ficar totalmente sozinhas.

Sentir-se preso e impotente

A pessoa com comportamentos típicos do TPB provoca muita angústia, mas às vezes é impossível ou improvável deixá-la. Você pode acreditar que está preso no relacionamento porque se sente responsável pela segurança da pessoa ou culpado por tê-la levado a agir daquela maneira. Borderlines podem ameaçar se matar ou machucar alguém caso sejam abandonados, e isso faz com que as pessoas próximas se sintam paralisadas. Afinal, sair do relacionamento é arriscado demais.

Afastamento

Você pode se afastar da pessoa, seja emocional ou fisicamente. Isso pode implicar ficar trabalhando até tarde, permanecer em silêncio por medo de dizer alguma coisa errada ou até terminar o relacionamento. Mas tomar uma atitude dessas pode fazer com que a pessoa com TPB se sinta abandonada e reaja com mais intensidade.

Culpa e vergonha

Com o tempo, as acusações podem ter um efeito de lavagem cerebral. Você pode passar a acreditar que é, sim, a fonte de todos os problemas. Isso é extremamente danoso quando acontece com as crianças, que admiram os pais e não têm capacidade de questionar as acusações ou suposições de um adulto com TPB. Os pais de pessoas com TPB também são vulneráveis a isso. Eles acreditam ter sido péssimos pais quando simplesmente cometeram os mesmos erros que a maioria dos outros. Alguns que entrevistamos se censuram interminavelmente, tentando descobrir o que fizeram para provocar o transtorno nos filhos. Quando não conseguem, concluem que o problema deve ser biológico. Isso, porém, não alivia sua culpa, já que eles se sentem responsáveis pela herança genética do filho ou da filha.

Adoção de hábitos pouco saudáveis

Beber ou comer em excesso, usar drogas e ter outros hábitos pouco saudáveis são maneiras típicas pelas quais muitas pessoas (não somente as que amam alguém com TPB) tentam lidar com o estresse. Num primeiro momento, esses hábitos podem trazer algum alívio. Mas, à medida que essas estratégias de enfrentamento se tornam mais frequentes, só pioram a situação.

Isolamento

O comportamento imprevisível e as mudanças de humor das pessoas com TPB podem dificultar que seus familiares façam ou mantenham amizades. Isso acontece porque:

- Inventar desculpas ou justificar o comportamento do seu ente querido para os outros pode ser tão exaustivo que algumas pessoas acham que não vale o esforço de manter amizades.
- Muitas pessoas que amam alguém com TPB dizem que os amigos costumam sugerir soluções simplórias ou inaceitáveis, e isso faz com que se sintam incompreendidas.
- Algumas dessas pessoas dizem que perdem amizades porque os amigos não acreditam nelas ou se cansam de ouvir sobre suas dificuldades.

Frequentemente, as pessoas que amam alguém com TPB se isolam porque o ente querido exige que elas cortem os laços com os outros. Quando se afastam dos amigos, algumas coisas podem acontecer:

- Elas podem ficar mais dependentes emocionalmente da pessoa que tem o transtorno.
- Como estão sem contato com o restante do mundo, o absurdo do comportamento borderline pode parecer normal, já que não há parâmetros para compará-lo.
- Sem amigos por perto, elas não têm quem observe o relacionamento e alerte sobre suas dinâmicas pouco saudáveis.

Com os sentimentos reprimidos e sem ter com quem conversar, as pessoas que amam alguém com TPB precisam lidar sozinhas com seus problemas.

Hipervigilância e doenças físicas

É muito estressante estar perto de alguém que pode repreendê-lo a qualquer momento sem que haja uma provocação clara. Numa tentativa de conseguir algum controle sobre esse comportamento imprevisível, as pessoas que convivem de perto com um borderline costumam viver "em alerta". Estar em alerta exige muita energia, tanto física quanto psicológica, o que, com o tempo, pode desgastar as defesas naturais do corpo contra o estresse, levando a dores de cabeça, úlceras, hipertensão e outras doenças.

Adoção de pensamentos e sentimentos parecidos com o TPB

Gostar de um borderline significa se acostumar com uma visão das coisas em preto ou branco, ou procurar apenas soluções do tipo tudo ou nada para os problemas. Isso começa a parecer normal. As mudanças de humor também passam a ser frequentes – a pessoa fica de bom humor quando seu ente querido com TPB está animado e fica de mau humor quando ele está mal.

> De certa maneira, a pessoa com TPB leva você junto dela no carrinho de uma vertiginosa montanha-russa. Por mais angustiante que seja essa metáfora, é uma maneira de entender como é ser borderline.

Codependência

Quando amam um borderline, as pessoas podem realizar valorosos e heroicos gestos de bondade, independentemente do custo que isso tenha para elas. O que significa que muitas vezes:

- Engolem a raiva.
- Ignoram as próprias necessidades.
- Aceitam comportamentos que a maioria das pessoas acharia intoleráveis.
- Perdoam as mesmas transgressões repetidamente.

Essa é uma armadilha comum – em especial se a pessoa que você ama teve uma infância infeliz e você está tentando compensar isso.

Muita gente acha que ao abrir mão das próprias necessidades em favor do ente querido (ou para evitar uma briga) está ajudando. Ainda que essas motivações sejam louváveis, na verdade isso permite – ou até reforça – o comportamento inadequado. A pessoa com TPB aprende que suas ações têm poucas consequências negativas; assim, tem ainda menos motivação para mudar.

Continuar aceitando o comportamento borderline raramente torna a pessoa que tem o transtorno feliz. E, mesmo que você suporte o que seu ente querido faz, ele pode se isolar porque outras pessoas não o aceitam. Por quanto tempo você aguentará isso? Um homem que ficou anos "colocando panos quentes" no comportamento da esposa borderline para compensar a infância terrível que ela teve relatou: "Eu estava me concentrando em não abandoná-la, sem me importar com o que ela fizesse. Um dia percebi que, com isso, eu tinha abandonado a mim mesmo."

DEAN
Eu me sentia um fracasso no relacionamento. Achava que se pudesse convencer minha mulher a procurar a ajuda de que ela precisava, tudo ficaria bem. Apesar dos abusos que ela cometia contra mim, eu achava que não podia ir embora. Como poderia abandonar uma pessoa que já havia sofrido tanto? Eu pensava que se simplesmente me esforçasse mais, poderia compensar os traumas que ela viveu na infância.

De certa forma, confirmei isso uma vez quando ameacei ir embora. Nunca vou esquecer a expressão dela quando me disse que estava feliz por descobrir que eu não iria. "Por que você está tão contente?", perguntei. Ela respondeu: "Porque quem mais vai tornar minha vida melhor?" Decidi então procurar um terapeuta. Numa consulta, ele me disse: "Você não está sendo meio presunçoso? Você não é Deus. Você não é responsável. E não pode consertar essa pessoa. Seu trabalho é aceitar esse fato. Viver com ele. E tomar as decisões necessárias para viver sua própria vida."

Efeitos sobre o relacionamento

Os comportamentos típicos dos borderlines, como o abuso verbal, a manipulação e os mecanismos de defesa, podem destruir a confiança e a intimidade. Eles trazem insegurança para o relacionamento, afinal você não pode ter certeza de que seus sentimentos profundos e seus pensamentos mais íntimos serão tratados com amor, respeito e carinho.

No livro *Chantagem emocional*, Susan Forward e Donna Frazier explicam que os alvos da chantagem emocional borderline podem ficar cautelosos para falar sobre determinados assuntos e parar de compartilhar importantes partes da vida, como situações vergonhosas que tenham enfrentado, sentimentos de medo ou insegurança, esperanças para o futuro e qualquer coisa que demonstre que estão mudando e evoluindo.

Quando estamos com alguém com que precisamos constantemente pisar em ovos, o que resta é a conversa superficial, o silêncio nervoso e muita tensão. Quando a segurança e a intimidade desaparecem de um relacionamento, nós nos acostumamos a representar. Fingimos que estamos felizes quando não estamos. Dizemos que tudo vai bem quando não vai. O que era uma dança graciosa de atenção e proximidade se transforma num baile de máscaras em que as pessoas envolvidas escondem cada vez mais seu eu verdadeiro.

Isso é normal?

Pode ser muito difícil determinar qual tipo de comportamento é normal e qual não é. As perguntas a seguir podem ajudar. Quanto mais respostas "sim" houver, mais recomendamos examinar com cuidado como o comportamento da pessoa com TPB pode estar afetando você.

- ____ As pessoas que têm relacionamentos saudáveis e felizes dizem que não entendem por que você ainda aguenta o comportamento dela?
- ____ Você evita ter contato com essas pessoas por se sentir envergonhado?
- ____ Você sente necessidade de encobrir alguns comportamentos dela?
- ____ Você já traiu a confiança de alguém ou contou mentiras para proteger a pessoa ou seu relacionamento com ela?
- ____ Você está se isolando?
- ____ A ideia de passar algum tempo com a pessoa lhe provoca sensações físicas desagradáveis?
- ____ Você tem doenças possivelmente relacionadas ao estresse?

____ A pessoa já expressou raiva de você tentando criar dificuldades jurídicas, sociais ou financeiras?

____ Isso aconteceu mais de uma vez?

____ Você está ficando clinicamente deprimido? Dentre os sinais de depressão estão:
- Menos interesse nas atividades do dia a dia
- Menos prazer na vida
- Ganho ou perda de peso
- Dificuldade para dormir
- Sentimentos de inutilidade
- Exaustão
- Dificuldade para se concentrar

____ Você já pensou em suicídio? Acha que seus amigos e seus familiares estariam melhor sem você? (Se a resposta for sim, procure ajuda imediatamente.)

____ Você já agiu contra seus valores e crenças fundamentais por causa do relacionamento com essa pessoa? Você não consegue mais defender as coisas em que acredita?

____ Você está preocupado com os efeitos do comportamento da pessoa sobre as crianças (filhos, netos, irmãos, etc.)?

____ Você já intercedeu para impedir abusos?

____ Você ou a pessoa já colocou o outro em risco ou numa situação em que o perigo físico era possível ou provável?

____ Você está tomando decisões por medo, obrigação ou culpa?

____ Seu relacionamento parece ter mais a ver com poder e controle do que com gentileza e carinho?

Na segunda parte do livro vamos lhe mostrar alguns passos para sair da montanha-russa emocional e assumir o controle da sua vida.

SEGUNDA PARTE

Recupere o controle da sua vida

Agora que você sabe mais sobre o transtorno e como ele o afeta, o próximo passo é aprender estratégias específicas para administrar sua vida e evitar que o furacão o arremesse para longe. Ainda que você não possa mudar o transtorno em si ou fazer com que a pessoa procure terapia, você precisa aprender a mudar a dinâmica do seu relacionamento.

Nos próximos capítulos vamos ajudar você a efetuar essa mudança. Apresentaremos cinco ferramentas que são um passo a passo para organizar seus pensamentos, aprender habilidades específicas e se concentrar no que você precisa fazer.

- **Ferramenta nº 1:** Cuidar bem de si mesmo: procurar ajuda e um grupo de apoio, desapegar-se com amor, assumir o controle das suas emoções, aumentar sua autoestima, praticar a atenção plena, sorrir e cuidar de do seu bem-estar.
- **Ferramenta nº 2:** Descobrir o que mantém você preso: fazer escolhas conscientes, ajudar os outros sem querer ser o salvador, lidar com o medo, as obrigações e a culpa.
- **Ferramenta nº 3:** Comunicar para ser ouvido: colocar a segurança em primeiro lugar, lidar com a raiva, ouvir de maneira proativa, cuidar da comunicação não verbal, neutralizar a raiva e as críticas, buscar a legitimação e o reconhecimento empático.
- **Ferramenta nº 4:** Estabelecer limites com amor: identificar problemas em relação a limites, "absorver" e "espelhar", preparar-se para

discussões, insistir na mudança e usar a técnica DEAR (descrever, expressar, avaliar e reforçar).
- **Ferramenta nº 5:** Reforçar os comportamentos certos: os efeitos do reforço intermitente.

Lembre-se de que o TPB é um transtorno complexo e que os borderlines são previsivelmente imprevisíveis, cada qual a seu modo. Assim, aplique essas ferramentas considerando sua situação específica. Se possível, procure um terapeuta que possa ajudar a personalizar e integrar essas técnicas de modo a se tornarem parte da sua vida.

CAPÍTULO 5

Mude a si mesmo

Ninguém pode levar você a se sentir inferior sem o seu consentimento.
– Eleanor Roosevelt

Você não pode obrigar ninguém a buscar tratamento

Aqui vai a boa notícia: você tem direito a ter suas opiniões, seus pensamentos e seus sentimentos. Sejam bons ou ruins, certos ou errados, eles fazem de você quem você é. E aqui vai a má notícia: todas as outras pessoas também têm direito aos próprios pensamentos, sentimentos e opiniões. Você pode não concordar com as pessoas e as pessoas podem não concordar com você. E está tudo bem. Não é obrigação sua convencer todo mundo a ver as coisas do seu ponto de vista.

Pode ser frustrante e doloroso ver as pessoas que você ama agindo de modo prejudicial para si mesmas e para os outros. Entretanto, não importa o que você faça, não é possível controlar o comportamento alheio. Além disso, esse trabalho não é seu – a não ser, é claro, que a pessoa com TPB seja seu filho menor de idade. Mesmo assim, você só pode *influenciar* o comportamento da criança, não controlá-lo. Seu trabalho é:

- Saber quem você é.
- Agir de acordo com seus valores e suas crenças.
- Comunicar com clareza o que você precisa e deseja.

Você sempre pode encorajar os outros a fazerem o que você quer usando recompensas e punições, quer sejam sutis ou explícitas. Porém, a decisão de como agir ainda é deles.

Por que a pessoa com TPB nega ajuda?

Pode ser óbvio para você que a pessoa precisa de ajuda. No entanto, talvez isso não seja óbvio para ela. Para borderlines, admitir que alguma coisa nelas é menos do que perfeita (ou, pior, reconhecer que podem ter um transtorno da personalidade) é algo capaz de lançá-las numa espiral de vergonha e dúvida em relação a si mesmas.

> Imagine que você se sinta vazio, praticamente sem um "eu". Agora pense em admitir que o pouco "eu" que você consegue reconhecer tem alguma coisa errada. Para muitas pessoas com TPB, isso é como deixar de existir. Um sentimento terrível para qualquer um.

Para evitar isso, as pessoas com TPB empregam um mecanismo de defesa poderoso e comum: a negação. Afirmam que não há nada de errado com elas, apesar de as evidências provarem o contrário. Preferem perder coisas muito importantes para elas – como empregos, amigos e familiares – a perderem a si mesmas. (Assim que você entender isso, vai realmente valorizar a coragem das pessoas com TPB que procuram ajuda.)

> Pense numa coisa aparentemente impossível que você tenha realizado. Formar-se na faculdade ou economizar dinheiro para uma viagem ao exterior, talvez. Tente se lembrar de como seu desejo intenso de alcançar esse objetivo o tornou possível. Agora imagine que seu desejo fosse *evitar alcançar* esse objetivo. Qual é a probabilidade de alguém convencer você a se formar na faculdade ou juntar dinheiro?

Pessoas com TPB costumam evitar enfrentar os problemas que os outros querem que elas encarem. Elas podem até pedir ajuda ou tentar mudar o próprio comportamento – mas não seguindo a programação que alguém estabelece. Se mudarem, será no tempo delas e do próprio modo. Na verdade, pode ser prejudicial forçar os outros a admitir que têm problemas antes que estejam prontos para isso.

LINDA, QUE TEM TPB
Negar nossos problemas é um mecanismo de enfrentamento que nos ajuda a manter a dor e o medo sob controle. Quanto maior o medo, maior a negação. Por favor, não tente arrancar a negação dos borderlines que não estão preparados para enfrentar a escuridão interior. Talvez seja ela que nos mantenha vivos.

Um borderline destruiu um relacionamento? Ele parte para o próximo, em seguida para outro, e assim por diante. Uma pessoa com TPB perde um emprego por causa do seu comportamento? Ela culpa o chefe e procura outro trabalho, depois outro e mais outro. Perde a guarda dos filhos? É culpa do maldito sistema judiciário. O medo de mudar e o medo do desconhecido são grandes motivadores, por isso a negação pode ser extremamente poderosa. E, no caso de um borderline, os medos são tão gigantescos, tão abrangentes e tão avassaladores que a negação pode ser absoluta.

O que motiva alguém com TPB a procurar ajuda?

Em geral, as pessoas mudam seu comportamento quando acreditam que os benefícios de fazê-lo são maiores que os obstáculos para a mudança.

Porém, os estímulos específicos para uma mudança variam imensamente. Para algumas pessoas, o insuportável caos emocional de viver com TPB é pior que o medo de mudar. Para outras, o catalisador é perceber que seu comportamento está afetando os filhos. Algumas precisam encarar seus demônios depois de perder uma pessoa importante por causa de suas atitudes.

RACHEL REILAND, EM SEU LIVRO DE MEMÓRIAS SOBRE COMO SE RECUPEROU DO TPB

Como ex-borderline, acredito que é necessário algum tipo de choque que sirva como estímulo para a mudança. Em várias ocasiões da minha vida fui obrigada a fazer terapia. Eu não tinha um desejo sincero de mudar, eu não queria perder coisas.

Meu choque foi a expressão nos olhos do meu filho de 4 anos quando perdi as estribeiras e comecei a bater nele até suas coxas e seu rosto ficarem vermelhos. Ele não tinha feito nada de errado. Eu estava brigando com ele por ser uma criança quando eu não sentia vontade de ser mãe. E quando ele começou a berrar, isso me deixou com mais raiva ainda. Então bati com mais força.

Por fim, ele parou de chorar. Nos seus olhos arregalados de terror vi o reflexo dos meus próprios olhos de antigamente – reflexo do qual eu tinha passado uma vida inteira fugindo.

Eu não podia pôr a culpa do que eu tinha feito em um marido que ganhava pouco, no chefe obcecado pelo poder, nos vizinhos chatos ou em todos aqueles que eu tinha certeza de que desejavam me prejudicar. Olhando nos olhos desamparados e horrorizados do meu filho, pude ver quem era eu. E eu soube que não podia mais conviver com a pessoa que eu tinha me tornado.

Você não pode obrigar uma pessoa a procurar ajuda

No livro *The Essential Family Guide to Borderline Personality Disorder*, Randi Kreger afirma que atitudes como chorar, apontar os defeitos do outro, usar a lógica e a razão, pedir e implorar são contraproducentes quando se trata de motivar alguém com TPB a procurar terapia. Na maioria das vezes, isso só resulta em acusações contrárias (a pessoa aponta os seus defeitos e diz: "É *você* quem precisa de ajuda, não eu!").

Nem mesmo os ultimatos ajudam. Com medo de que a pessoa amada venha a cumprir a ameaça, o borderline pode concordar em fazer terapia, talvez junto ao cônjuge ou a outro membro da família. Porém, a terapia não dá em nada. Porque nem mesmo os melhores especialistas podem ajudar um paciente que não quer ser ajudado.

> Assim que a ameaça imediata se dissipa, ele encontra algum motivo para abandonar a terapia. Isso é ainda mais provável se o terapeuta for bom, hábil em focar as questões essenciais do borderline em vez de reforçar seus sentimentos de vitimização. No entanto, se o terapeuta acreditar em tudo o que a pessoa com TPB diz, sem sondar mais a fundo – e isso não é incomum –, ele pode inadvertidamente reforçar o pensamento deturpado, piorando a situação.

O que você pode fazer

Não há nada de errado em querer mudar uma pessoa com TPB. Talvez ela possa realmente ser mais feliz e ter relacionamentos mais saudáveis se procurar ajuda para tratar o transtorno. Porém, para sair da montanha-russa emocional que vem com ela, você precisará abrir mão da fantasia de que pode ou deve levá-la a mudar. Quando abrir mão dessa crença, você poderá reivindicar o poder que é seu de verdade: o poder de mudar a si mesmo.

Pense em um farol. Ele fica no litoral, guiando os navios para a segurança do porto. O farol não pode se desenraizar, entrar na água, pegar o navio pela popa e dizer: "Escute, seu idiota! Se continuar nesse caminho, você pode se estraçalhar nas pedras!"

Não, o navio tem alguma responsabilidade pelo próprio destino. Ele pode optar por ser guiado pelo farol. Ou pode ir para onde quiser. O farol não é responsável pelas decisões tomadas no navio. Só pode ser o melhor farol que consegue ser.

Pare de levar as ações da pessoa com TPB para o lado pessoal

Os borderlines costumam enxergar o mundo em preto e branco. E eles tendem a presumir que todo mundo vê igual. Diante disso, as pessoas que são seguras do próprio valor têm mais facilidade de manter o senso de realidade, independentemente do que o indivíduo com TPB sente em relação a elas. Essas pessoas são capazes de se manter estáveis e felizes porque sabem que não são nem deuses nem demônios. No entanto, a maioria das pessoas precisa de alguma orientação para permanecer com clareza mental e emocional quando seu ente querido com TPB as enxerga em termos de clivagem.

Interpretações alternativas

As pessoas não costumam achar ruim quando seu ente querido com borderline lhes faz elogios. No entanto, é importante lembrar que o lado positivo da clivagem (idealização) também tem seu lado negativo (desvalorização). Isso não significa que você deveria desconsiderar as coisas boas que ele diz sobre você – pelo contrário, desfrute delas. Mas tenha cuidado com exageros aos quais seja difícil corresponder.

Além disso, é bom ter atenção com declarações de amor e compromisso que chegam cedo demais, porque elas podem se basear na imagem que a pessoa faz de você, não no seu eu verdadeiro. É importante manter em mente sua própria interpretação das coisas, já que frequentemente a pessoa com TPB pode ser negativa demais ou idealizar demais.

Às vezes o que provoca a clivagem não é o acontecimento propriamente dito, mas a interpretação que a pessoa faz dele. Pense num médico de uma emergência hospitalar que tenha tratado uma criança vítima de um grave acidente de carro. Ele tentou salvar a vida da criança, mas, quando os socorristas a trouxeram, ela já estava à beira da morte.

Ainda que ele tenha feito tudo o que estava a seu alcance, as tentativas foram em vão. O médico então vai até a sala de espera e conta aos pais que a criança morreu. Inconformado, o pai grita: "Seu incompetente! Você deveria ter salvado meu filho! Vou denunciar você e esse hospital por negligência!"

A maioria dos médicos perceberia que o trauma e o choque pela morte do filho poderiam levar o pai a reagir mal, culpando-os. Eles provavelmente não levariam as palavras do homem para o lado pessoal porque já confortaram dezenas de familiares e sabem que esse tipo de reação é normal. Em outras palavras, eles não assumiriam a responsabilidade pelos sentimentos do pai. Perceberiam que a reação dele tinha muito a ver com a situação e pouco a ver com eles.

Nesse exemplo, o incidente que provocou a reação do pai é externo, óbvio e dramático. Com o TPB, a causa de uma discussão não é necessariamente o acontecimento real, mas a maneira como a pessoa com o transtorno o interpreta. Como você provavelmente sabe, você e a pessoa com TPB podem chegar a conclusões muito diferentes sobre o que foi dito e feito. Aqui vão dois exemplos:

1. Robert diz:
Preciso trabalhar até tarde. Sinto muito, mas preciso cancelar nossos planos.
Kathryn ouve:
Não quero sair com você hoje à noite porque não te amo mais. Nunca mais quero te ver!
Kathryn responde (num tom de raiva ou lamúria):
Como você pôde fazer isso? Você nunca me amou! Eu odeio você!

2. Tom diz:
Tenho tanto orgulho da minha filha! Ontem ela fez um gol e ganhou o jogo. Vamos ao cinema hoje à noite para comemorar.
Roxann ouve:
Eu amo minha filha mais do que amo você. Ela é talentosa e você não é. De agora em diante, vou dar todo o meu amor e toda a minha atenção a ela e ignorar você.
Roxann pensa:
Ele sabe que eu sou imperfeita e que tenho um monte de defeitos. Por isso vai me abandonar. Mas não, eu não sou imperfeita nem tenho um monte de defeitos. Não há nada de errado comigo. Ele é quem tem defeitos.
Roxann diz:
Não, não quero ir ao cinema! Por que você não pergunta o que eu quero fazer? Você nunca pensa em mim. Você é incrivelmente egoísta e controlador!

Não sabemos por que Kathryn e Roxann interpretaram os comentários dos parceiros desse modo. Talvez tenham medo de ser abandonadas. Ou talvez seus comportamentos sejam provocados por uma química cerebral defeituosa. Assim, apesar de identificarmos o que desencadeou tais comportamentos – os comentários de Tom e Robert –, a causa pode ser desconhecida.

Gatilhos versus causas do comportamento borderline

Entender a diferença entre as causas e os gatilhos do comportamento borderline é crucial para não levá-lo para o lado pessoal. Você pode desencadear facilmente o comportamento borderline enquanto realiza as tarefas cotidianas, mas isso não significa que você o tenha causado.

Imagine que você esteja tendo um dia ruim.

Seu colega de trabalho despreocupado entra com um enorme sorriso no rosto e exclama: "Uau, que dia lindo! A gente até agradece por estar vivo, né?" Mas você rosna de volta: "Na verdade, não. Estou tentando trabalhar. Será que dá para baixar a bola?"

Seu colega desencadeou sua resposta grosseira, mas não foi ele quem a causou. Se você se importa com uma pessoa borderline, você aceita que às vezes ela agirá de maneiras que não fazem sentido para você. Isso é uma característica das pessoas com TPB ou outros transtornos mentais mais óbvios. Christine Adamec, autora de *How to Live with a Mentally Ill Person* (Como conviver com alguém com transtorno mental), diz:

> Quando você começa a aceitar que a pessoa com transtorno mental às vezes vai se comportar de maneira irracional, você alivia parte da tensão interna... Quando faz isso, você pode começar a desenvolver mecanismos de enfrentamento mais eficazes. Sem o fardo dos "e se" e "deveria", você pode encarar as coisas como elas são de verdade. E aí você procura o que funciona.

Busque apoio e legitimação

Talvez você não conheça mais ninguém que ame alguém com TPB ou que já tenha ouvido falar no transtorno. Por isso pode ter pouco ou nenhum apoio e não ter com quem fazer "verificações de realidade". Pensando nisso, Randi Kreger criou um grupo de apoio para familiares de pessoas com TPB chamado Welcome to Oz. Os participantes do grupo compartilham histórias e conversam sobre como é ter um borderline em sua vida. Para a maioria deles, a interação no grupo proporcionou a primeira oportunidade de se conectarem com outra pessoa na mesma situação.

Muitos participantes contam que a troca de experiências permitiu que eles despersonalizassem o comportamento da pessoa borderline. As histórias são muito semelhantes e deixam claro que o comportamento não tem a ver com eles. Isso representa um alívio enorme para vários deles.

> Participar de um grupo de apoio em sua cidade ou pela internet pode ajudá-lo a despersonalizar o comportamento da pessoa. Se isso não for possível, talvez um amigo ou familiar possa escutá-lo e dar-lhe crédito. E é melhor conversar com alguém que não fique entre você e a pessoa que tem TPB.

Não leve o comportamento borderline para o lado pessoal

Uma mulher que descobriu que seu marido borderline estava tendo um caso nos perguntou: "Como posso não levar para o lado pessoal quando meu marido diz que por todo o tempo de nosso casamento ele foi infiel e mentiu para mim? Por acaso eu deveria me sentir bem quando ele me diz que vai me trocar por outra?" Nós explicamos a ela que existe uma grande diferença entre lidar com o sofrimento e não levar as coisas para o lado pessoal.

Imagine que você planejava a recepção de seu casamento no melhor salão da cidade, mas que dois dias antes da cerimônia tenha caído um raio no lugar, pondo fogo até nos alicerces. Quando você tentou arranjar outro local, descobriu que todos os salões estavam ocupados.

Naturalmente, você ficaria muito chateado e com raiva. Mas você não se sentiria atacado pessoalmente, como se o raio o conhecesse e estivesse tentando arruinar sua vida de propósito. Você não iria se culpar por coisas fora do seu controle. E é exatamente isso que muitas pessoas fazem quando estão diante dos atos de um indivíduo com TPB. Elas passam anos presumindo que são a fonte do raio, quando, na verdade, são apenas o para-raios.

Mantenha o senso de humor

Muitos familiares descobrem que manter o senso de humor ajuda.

HANK
Era outubro e minha mulher e eu íamos a uma festa de Halloween oferecida por meu amigo Buck. Eu estava fantasiado de Charlie Brown, com a camisa listrada e um beagle de pelúcia. Ela era Lucy. Numa das mãos levava uma bola de futebol americano e na outra uma placa dizendo "Aconselhamento psiquiátrico, cinco centavos". (Irônico, não é?)

Buck abriu a porta e descobri uma coisa terrível: não era uma festa a fantasia! Nós três – eu, minha esposa e a amiga dela que estava conosco – percebemos meu erro exatamente no mesmo instante.

Minha mulher ficou com muita raiva e começou a dizer que eu era um idiota. Normalmente, eu reagiria aos seus ataques de fúria e aos abusos verbais com medo, ansiedade e confusão. Dessa vez simplesmente não consegui parar de rir! Enquanto ela explodia, eu e a amiga dela gargalhávamos. Na próxima vez que ela perdeu as estribeiras, pensei naquele episódio e me senti bem, percebendo que eu podia escolher como reagir.

Cuide-se

A pessoa com TPB não pediu para ter esse transtorno. E você jamais pediu que alguém na sua vida o tivesse. Porém, se você é alguém que ama um borderline, provavelmente assume uma enorme parcela da culpa pelos problemas dele e sente que você – e somente você – pode resolvê-los.

Muitos daqueles que amam um borderline – especialmente os que *escolheram* se relacionar com ele – passam a vida tentando tirar a pessoa de enrascadas e salvá-la. Isso lhes dá a ilusão de que podem mudar alguém. Mas trata-se apenas de uma fantasia que afasta a responsabilidade da única pessoa que tem o poder de mudar a vida de um borderline: ele mesmo. Você até pode:

- Passar 24 horas por dia tomando as dores da pessoa
- Colocar sua vida em suspenso, esperando que ela pense como você
- Deixar toda a sua vida emocional ser ditada pelo humor do momento

Porém, nada disso ajudará a pessoa com TPB.

Na entrevista que fizemos com o Dr. Howard I. Weinberg, ele disse: "A pessoa com TPB precisa que os amigos e familiares sejam estáveis e claros, que não a rejeitem nem a sufoquem. Precisa que você deixe que ela cuide de si mesma e não faça por ela coisas que ela própria possa fazer. O melhor modo de você ajudá-la é fazer um trabalho consigo mesmo."

PATRICIA
A vocês que decidiram ficar ao lado de alguém com TPB, obrigada, obrigada! Precisamos demais do seu amor e do seu apoio. Precisamos que vocês acreditem em nós e encorajem nossa recuperação. Mas procurem terapia para vocês, se necessário, e se certifiquem de não se perderem no processo. Vocês não podem perder a própria identidade. Precisam estar em primeiro lugar. Porque, se vocês se perderem, a pessoa com TPB não terá um apoio. Terá apenas outra pessoa com um monte de problemas.

Desapegue-se com amor

Alguns familiares praticam o desapego com amor, um conceito promovido pela Al-Anon, uma organização de apoio a amigos e familiares de pessoas que abusam do álcool. A Al-Anon desenvolveu uma declaração sobre limites pessoais que também é adequada para pessoas que amam alguém com TPB, se você substituir a palavra "alcoolismo" por "comportamento borderline". O texto original diz, em parte:

Na Al-Anon, aprendemos que os indivíduos não são responsáveis pela doença de outra pessoa ou pela recuperação dela.

Abrimos mão da nossa obsessão pelo comportamento do outro e começamos a levar uma vida mais feliz e administrável, uma vida com dignidade e direitos.

Na Al-Anon aprendemos a:

- Não sofrer por causa das ações ou reações de outras pessoas.
- Não permitir que sejamos usados ou abusados por outras pessoas no interesse da recuperação de outro.
- Não fazer pelos outros o que eles poderiam fazer por si mesmos.
- Não criar uma crise.
- Não impedir uma crise se ela estiver no rumo natural dos acontecimentos.

O desapego não é bom nem ruim. Ele não implica julgamento ou condenação da pessoa ou da situação da qual estou me desapegando. Trata-se simplesmente de um meio que permite nos separarmos dos efeitos adversos que o alcoolismo [*substitua por "comportamento borderline*] de outra pessoa provocam na nossa vida.

O desapego ajuda as famílias a enxergarem a situação de modo realista e objetivo, possibilitando decisões inteligentes.

Recupere sua vida

Não adie sua felicidade. Agarre-a agora mesmo. Existem muitas coisas que você pode fazer hoje para recuperar sua vida. Tire um tempo para refletir. Isso pode lembrar a você e à pessoa que vocês são dois indivíduos separados. A pessoa aprenderá que pode sobreviver a uma separação temporária e que você continuará gostando dela quando voltar. Na verdade, encorajar os afastamentos desenvolve o relacionamento.

> Não tente ser o terapeuta da pessoa. Esse papel não é seu. Se a pessoa quiser esse tipo de ajuda, sugira que ela procure um profissional de saúde mental. Se você não tiver mais contato com ela, não perca horas analisando seu comportamento. Essa responsabilidade não é mais sua – na verdade, nunca foi.

Memorize os três C e os três S:

- Eu não causei isso.
- Eu não posso controlar isso.
- Eu não posso curar isso.
- Saia de cima da pessoa.
- Saia do caminho.
- Siga com sua vida.

Cuide de si mesmo. Aqui vão algumas ideias:

- Visite uma galeria de arte.
- Compre uma trufa de chocolate caríssima.
- Vá ao massagista.
- Procure amigos e familiares.
- Faça trabalho voluntário.
- Saiba que – com ou sem doença – nenhuma pessoa pode realizar todas as suas necessidades.
- Se você deixou alguma amizade esfriar, "reacenda-a".
- Quando sair com alguém, não passe o tempo todo falando sobre a pessoa que sofre de TPB.
- Assista a um filme.
- Experimente uma comida nova.
- Relaxe e aproveite!

Divirta-se. O mundo não vai parar se você tirar um tempo para si mesmo. De fato, você poderá voltar revigorado e com uma perspectiva mais ampla.

Se você está comendo ou bebendo demais, ou usando algum outro mecanismo de enfrentamento pouco saudável, pare. Procure ajuda profissional, se precisar. Tenha expectativas realistas. O comportamento borderline leva anos para ser desenvolvido; ele fica entranhado. Não espere milagres. Comemore os pequenos passos na direção certa e aprecie o que a pessoa com TPB tem de bom.

TANYA
Uma coisa que me ajuda muito é lembrar que não posso consertar tudo. Forço-me a lembrar que estar numa situação de impotência não significa que sou um fracasso.

Meu terapeuta me disse para não sentir culpa por cuidar de mim. Mas sei que vai levar algum tempo até eu me sentir realmente bem com essa ideia. Sei que preciso lidar com meus sentimentos. Mas, às vezes, eu só queria ter minha vida de volta por um tempinho.

Reforce sua identidade e sua autoestima

Se a pessoa com transtorno borderline acusa e critica você, sua autoestima pode ir parar no lixo. Se, para começo de conversa, você já tinha a autoestima baixa, a situação pode ficar crítica. Algumas pessoas com as quais conversamos – especialmente filhos adultos de pais borderlines – deixavam que os outros se aproveitassem delas porque sentiam que não mereciam coisa melhor. Elas permaneciam em situações profissionais abusivas ou se sabotavam inconscientemente, como se quisessem confirmar que tinham tão pouco valor quanto o borderline dizia.

Muitos indivíduos com TPB conseguem apoiar os filhos e outras pessoas, mas alguns não. Se a pessoa com TPB está prejudicando sua autoestima, aja imediatamente para restaurá-la. Não dependa dela para afirmar ou legitimar seu valor, porque talvez ela não seja capaz disso. Não que ela não goste de você – é só que, nesse momento, os problemas e as necessidades dessa pessoa podem estar interferindo no julgamento dela.

O Capítulo 6 discute questões de limite e reação à fúria, às acusações e às críticas. Leia-o atentamente e treine as técnicas de comunicação com algum amigo antes de usá-las em situações reais. Você não é obrigado a ouvir alguém ofendê-lo ou magoá-lo. Você tem escolha.

Por fim, procure ajuda para lidar com o estresse que é conviver com um borderline. Numa pesquisa que realizamos com pessoas que amam alguém com TPB, 75% delas nos disseram que haviam procurado terapia.

Assuma a responsabilidade por seu próprio comportamento

Você pode se sentir como um papel amassado no meio de um vendaval, jogado de um lado para outro conforme os caprichos da pessoa com TPB. Mas saiba que você tem mais controle sobre seu relacionamento do que provavelmente imagina. Você tem poder sobre seus atos e controla suas reações diante do problemático comportamento borderline. Quando você entende a si mesmo e compreende as decisões que tomou no passado, é mais fácil tomar novas decisões que a longo prazo podem ser mais saudáveis para você e para o relacionamento.

Em *Chantagem emocional*, Susan Forward e Donna Frazier discutem como até mesmo a evitação é uma ação:

> Todos os dias da nossa vida nós ensinamos às pessoas como devem nos tratar, mostrando o que aceitamos e o que não aceitamos, o que evitamos enfrentar, o que deixamos passar. Podemos até acreditar que somos capazes de acabar com o comportamento perturbador de outra pessoa se o ignorarmos ou não dermos muita importância, mas a mensagem que mandamos é: "Funcionou. Faça outra vez."

Alguns acham difícil dar esse passo para assumir a própria responsabilidade, porque escutam a voz crítica do ente querido dizendo em sua cabeça: "Viu? É tudo culpa sua! Eu disse que havia alguma coisa errada com você." Para eles, esse passo é quase como concordar com as críticas da pessoa. Se isso descreve você, silencie essas vozes agora mesmo. Não estamos sugerindo que você tenha provocado ou causado o comportamento da pessoa – pelo contrário, estamos propondo que talvez você possa, involuntariamente, ter dado permissão a seu ente querido para repetir comportamentos que funcionaram no passado.

Avalie se o relacionamento atende às suas necessidades

Na entrevista que fizemos com o Dr. Howard I. Weinberg, ouvimos: "Se você gosta de uma pessoa borderline, lembre-se de que você não a escolheu porque você é doente, mas porque ela era importante para você."

Convenhamos, você não estaria lendo este livro se o relacionamento fosse de todo negativo. Simplesmente iria embora. Assim, pode ser que alguma coisa atenda às suas necessidades. Os motivos podem variar, dependendo de você estar num relacionamento escolhido (amigo, cônjuge) ou não escolhido (alguém da família) com uma pessoa que tenha o transtorno.

Muita gente permanece em relacionamentos pouco saudáveis porque a pessoa com TPB é interessante, envolvente, inteligente, charmosa, divertida, espirituosa ou atraente.

DIANE
Eu entendo por que as pessoas que gostam de alguém com TPB conversam sobre as patologias, os ataques de fúria e as coisas horríveis que os borderlines podem fazer. Um borderline é capaz de se destruir e detonar qualquer um que esteja próximo. É saudável desabafar sobre esse sofrimento.

Mas às vezes os motivos pelos quais você iniciou o relacionamento se perdem. Você não se apaixonou por alguém com TPB porque tinha algum desejo de ser destruído, mas porque havia boas qualidades na pessoa. E essas boas qualidades são tão características da pessoa quanto as ruins.

Quando as qualidades destrutivas começam a se manifestar, você lida com isso dizendo a si mesmo que, no fim das contas, as boas qualidades superam as imperfeições. Bom, talvez superem, talvez não. Você não é masoquista, é otimista – o que pode ser justificado ou não. É difícil abrir mão desse otimismo e abandonar um relacionamento que, afora isso, é tão bom.

Pare de inventar desculpas e de negar a seriedade da situação

É essencial permanecer esperançoso. E é verdade que todo mundo tem características boas e ruins. Mas a esperança deve ser equilibrada com uma visão realista da situação e com uma avaliação da probabilidade de mudança.

Judy, a namorada de Kevin, era inteligente, talentosa e muito bonita. E o melhor de tudo: ela o amava. Assim, ele desconsiderava comportamentos que seriam um alerta para outras pessoas. Por exemplo, um dia ela apareceu no trabalho de Kevin e começou a gritar com ele na frente do seu chefe e dos colegas. Vários dias se passaram e ele ainda não havia entendido o porquê de tanta raiva.

Além disso, Judy comprava impulsivamente itens de luxo, como vasos de cristal e roupas de grife, apesar de viver da ajuda do governo e morar com Kevin e seu filho de 9 anos num apartamento infestado de baratas. Ela saía para gastar e deixava o filho em casa sozinho.

Cada vez que Judy e Kevin se desentendiam, ela o expulsava de casa e destruía algumas coisas dele. Isso ficou tão rotineiro que ele começou a guardar seus pertences valiosos na casa de seus pais. Quando os amigos de Kevin tentavam convencê-lo de que o comportamento de Judy não era normal, ele dava de ombros e dizia: "Ah, ninguém é perfeito. Todo relacionamento tem problemas."

> Negar os problemas só vai ativar os comportamentos negativos e reforçá-los.

Kevin está usando a negação como um modo de manter a relação e enfrentar sentimentos dolorosos. Nessa situação, ele provavelmente faria qualquer coisa para evitar conflitos no relacionamento. No entanto, negar os problemas só vai ativar e reforçar os comportamentos negativos de Judy. Kevin precisará do apoio e da visão dos amigos para começar a encarar seus problemas e entender os motivos pelos quais permite que a parceira o trate tão mal. Além disso, precisará elaborar por que seu relacionamento com Judy é tão importante a ponto de ele aceitar ser maltratado dessa forma.

Entenda os efeitos do reforço intermitente

Digamos que você tenha um rato numa caixa com uma alavanca e que você o ensine a apertá-la. A cada cinco vezes que ele a pressionar, ele receberá comida. Então ele aprende rapidamente a apertar a alavanca cinco vezes para ganhar a recompensa. Porém, se você parar de dar comida ao rato, ele rapidamente abandonará o exercício.

Agora digamos que você intermitentemente reforce o animal com comida, isto é, que você varie a programação da recompensa. Às vezes a recompensa vem depois de ele pressionar a alavanca duas vezes, outras depois de 15 vezes. Você alterna o reforço de modo que ele jamais saiba quando vai ser recompensado. Então, de novo, você tira toda a comida. Porém, o rato continua pressionando a alavanca. Pressiona vinte vezes e não recebe comida. Pressiona mais algumas vezes. Ele então pensa: "Talvez agora o humano esteja esperando que eu aperte 99 vezes."

Quando um comportamento é reforçado de modo intermitente, extingui-lo leva muito mais tempo depois de a recompensa ser retirada. O reforço intermitente pode funcionar para os dois lados. Você é reforçado de modo intermitente quando seu ente querido está de bom humor. Não dá para prever quando isso ocorrerá de novo, mas você sabe que pode ser logo. A pessoa com TPB também pode receber reforço intermitente quando você atende ocasionalmente às exigências dela.

Pensemos no caso de Molly. Ele diz: "Neste momento, estou presa pelo comportamento sedutor de Sondra. Eu me pego pensando: 'Ah! Essa é a pessoa que eu conhecia.' A razão me diz que eu não devo me reconectar com ela, mas a emoção fala outra coisa."

Se você sente que está "viciado" numa pessoa com TPB apesar de ela o maltratar, pense se o reforço intermitente tem algum papel no relacionamento.

Reconheça a euforia do passeio de montanha-russa

Muita gente diz que quando as coisas estão boas elas estão boas de verdade. A adulação, a atenção e a obsessão são estimulantes para o ego. Sentir-se tão importante para alguém pode ser empolgante e fortalecedor. A euforia pode ser reconhecida imediatamente, em especial se você nunca havia estado na posição de "ídolo".

Além disso, você pode começar a procurar pela euforia – a esperar os elogios e a atenção. E depois de algum tempo, quando a adulação começar a diminuir gradualmente, você sentirá falta dela e pode inclusive tentar fazer com que seu ente querido borderline o idolatre de novo. Aqui a lei do reforço intermitente se aplica outra vez, já que seu ente querido pode ser obsessivo e adulador de modo intermitente durante o relacionamento. Isso, por sua vez, reforça o compromisso que você tem com o relacionamento.

JIM
Eu ficava muito lisonjeado com a obsessão inicial da minha esposa por mim. Quero dizer, eu não me achava digno de tanto. As outras mulheres não prestavam muita atenção em mim. Mas ela me adorava. É fácil me sentir bem comigo mesmo quando estou perto de alguém que me idolatra.

Mas nosso relacionamento era como um vício. Eu continuava voltando para pedir mais, mesmo contra a minha vontade, cheio de desprezo por mim e até mesmo com uma espécie de vergonha sutil: "Eu me odeio por amar você."

Assim teve início nosso relacionamento no estilo montanha-russa. Vivendo uma vida que não era minha quando estava nas alturas, eu era abalado pelas quedas súbitas, desesperadoras, pelas curvas fechadas, pelos giros malucos de ponta-cabeça, pelas paradas assustadoras e mais tarde pela ausência, pelo silêncio e pela monotonia do fim do passeio.

Como desempacar

Você se sente incapaz de agir porque qualquer escolha vai implicar um risco, mas ao mesmo tempo se sente compelido a fazer alguma coisa? Sua satisfação com esse relacionamento depende de a pessoa com TPB fazer mudanças significativas – mesmo que, com certeza, isso ainda não tenha acontecido?

Veja os seis motivos mais comuns pelos quais as pessoas que amam um borderline se sentem empacadas:

Laços pouco saudáveis forjados pelo abuso emocional. Comportamentos controladores, intimidantes, punitivos e isoladores podem levar à falta de motivação, confusão e dificuldade para tomar decisões – e tudo isso pode manter as pessoas paralisadas.

Sentimentos de medo. Esses podem ir desde os medos práticos (será que a pessoa conseguirá sobreviver sozinha?) até o medo do conflito e do desconhecido.

Obrigações, papéis e deveres. "Mesmo com minha mãe borderline me tratando tão mal, não tenho como deixar de visitá-la no aniversário dela."

Culpa. Isso pode levar os familiares (especialmente os pais) a perderem o senso do que é certo e a fazerem esforços ridículos para se "absolverem".

Baixa autoestima. As pessoas com baixa autoestima costumam tentar aliviar o sentimento de vergonha sendo boazinhas. A "bondade" resulta de se sacrificarem e abrirem mão do que elas desejam da vida, de maneira a compensar suas supostas imperfeições.

Necessidade de salvar. Indivíduos que sentem necessidade de salvar os outros começam com as melhores intenções. Querem ajudar. Frequentemente são capazes de fazer qualquer coisa para manter a paz e evitar o conflito, inclusive assumir a culpa pelo que não fizeram. Com isso, acabam se sentindo manipulados, com raiva e frustrados.

Para sair dessa situação de inércia emocional, você precisa de uma abordagem diferente. Pare de se concentrar tanto na pessoa com TPB e preste atenção em si mesmo.

Seja dono das suas escolhas. Reconheça que você decide como reagir às pessoas, às ações e aos acontecimentos da sua vida. Você tem opções – elas não são necessariamente divertidas, mas mesmo assim são opções. Elimine do seu vocabulário frases do tipo "Ele me obrigou...", ou "Ela me forçou a...", a não ser que se refiram a um documento jurídico. Em vez disso, diga "Neste momento eu escolho...". Em seguida, abra-se para novas ideias. Se o que você vinha fazendo não funcionou, experimente fazer de outro jeito.

Veja algumas sugestões:

- Torne-se mais autêntico. Aja de acordo com suas atitudes e crenças.
- Aprenda com o passado. Você já sentiu isso antes? Já esteve numa situação semelhante?
- Ajude os outros sem querer salvá-los. Demonstre confiança na capacidade do seu familiar de começar a encontrar soluções para os problemas dele. Isso o ajuda a ganhar confiança.

- Permita que as pessoas sejam quem são em vez de querer que elas sejam o que você quer. Mande mensagens de apoio saudáveis do tipo: "Estou aqui se você precisar de mim, mas as escolhas – e as consequências delas – são suas."

Tome decisões para si mesmo

Admitir que você tem autoridade para tomar as próprias decisões é o primeiro passo para fazer novas escolhas e mudar sua vida para melhor.

Algumas pessoas que amam alguém com TPB se sentem impotentes, quando na verdade estão com medo. Medo e ansiedade não são o mesmo que impotência. Você pode ter medo de que seus esforços para estabelecer limites e mudar sejam recebidos com raiva e ataques de fúria. Assim, num esforço para evitar reações negativas da pessoa borderline, você pode dizer que está se sentindo "impotente". Mais ainda: acreditar que você é impotente também pode servir ao objetivo de se livrar de qualquer responsabilidade por fazer mudanças ou criar uma vida melhor para si mesmo. Você pode pensar que se é "impotente", isso quer dizer que você é uma "vítima", então os outros não podem culpá-lo por sua situação.

Você deve entender que detém a capacidade de mudar seus relacionamentos e sua vida, mas que isso é algo assustador a princípio. A outra opção é seguir com uma vida bastante infeliz e insatisfatória, em que o medo determina suas escolhas e seus relacionamentos.

Acredite que você não merece ser maltratado

De vez em quando passa pela sua cabeça que estar num relacionamento emocionalmente abusivo é melhor do que não estar em nenhum? Às vezes parece mais fácil ser magoado do que estar sozinho, mas a longo prazo os relacionamentos abusivos podem levar você a se perder de si mesmo, e isso é a solidão definitiva. As pessoas com problemas de autoestima são muito vulneráveis a acusações e críticas. Elas acabam acreditando que merecem ser maltratadas. Acham que se forem embora, ninguém mais vai querê-las. Até mesmo indivíduos emocionalmente saudáveis começam a questionar o próprio valor.

ALEX
Eu precisei analisar por que passava anos em relacionamentos abusivos. Precisei superar os medos e aprender que sou digno de ter relacionamentos com pessoas boas para mim – que não me coloquem num pedestal nem me joguem na sarjeta.

JOHN
Percebi que um dos principais motivos de ter permanecido naquele relacionamento era que, inconscientemente, eu achava que merecia a dor e a angústia. Agora estou trabalhando nisso, para no futuro não me sentir atraído por mulheres assim.

Todo mundo tem direito a relacionamentos saudáveis. Mas depois de meses ou anos suportando críticas excessivas, acusações e a fúria borderline, a maioria das pessoas que amam alguém com o transtorno começa a se questionar se realmente merece um relacionamento saudável.

Veja se você acredita que tem os seguintes direitos:

- De se sentir respeitado como pessoa.
- De ter suas necessidades físicas e emocionais satisfeitas.
- De ser valorizado.
- De se comunicar de modo eficaz com seu parceiro.
- De ter sua privacidade respeitada.
- De não precisar lutar constantemente pelo controle.
- De se sentir bem em relação a si mesmo e ao relacionamento.
- De se valorizarem e se apoiarem mutuamente.
- De crescer dentro e fora do relacionamento.
- De ter as próprias opiniões e ideias.
- De ficar no relacionamento ou terminá-lo.

Como talvez você saiba, os direitos só são respeitados e reconhecidos se a pessoa lutar por eles. Você está preparado para defender seus direitos?

Enfrente seus problemas em relação a ser necessário

Em *Codependência nunca mais*, a especialista em codependência Melodie Beattie desenvolveu uma lista de perguntas para as pessoas que sentem que precisam salvar os outros. Dentre elas estão:

- Você se sente responsável pelos pensamentos, atos e sentimentos de outras pessoas?
- Quando alguém lhe conta um problema, você acha que tem o dever de resolvê-lo?
- Você engole a raiva para evitar conflitos?
- Você acha mais difícil receber do que dar?
- De algum modo, você parece viver mais intensamente durante as crises? Já evitou escolher parceiros cuja vida parece ser muito tranquila porque isso o deixaria entediado?
- As pessoas lhe dizem que você é um santo por aguentar alguma coisa ou alguém? Em parte, você gosta disso?
- É mais tentador se concentrar nos problemas dos outros do que resolver as dificuldades da sua vida?

Concentre-se nos seus problemas

Algumas pessoas acham que tentar mudar alguém é mais fácil do que mudar a si mesmas, e que se concentrar nos problemas dos outros as ajuda a evitar os delas. Talvez seja bom você perguntar a si mesmo:

- Você tem uma noção clara de quem você é, independentemente da pessoa com TPB?
- Você está onde quer estar nesta altura da vida?
- Existe alguma coisa que você esteja evitando e que deveria analisar se não estivesse concentrado no relacionamento com um borderline?
- Quanto tempo você passa se preocupando com esse relacionamento?
- O que você faria com esse tempo se a vida com essa pessoa fosse perfeita?

NINA

Como meus namorados eram tão desajustados, eu negligenciava meu próprio comportamento. Então aprendi que quando eu fazia besteira minha responsabilidade era admitir imediatamente, ser honesta e aberta – mesmo diante dos ataques de fúria e das acusações decorrentes do TPB. Eu notei que os problemas que eu enfrentava com companheiros borderlines eram versões ampliadas dos problemas que eu tinha comigo mesma.

Eu ficava pensando que tudo era culpa daqueles homens malucos e que se eles mudassem, tudo ficaria bem. Foi doloroso quando acordei um dia e percebi que os sofredores voluntários como eu não eram premiados!

Para onde ir, a partir daqui

Pergunte-se:

- Como vim parar nesta situação?
- O que aprendi sobre mim mesmo?
- Que escolhas eu fiz no passado? Será que elas são as melhores para mim neste momento?
- O que me impede de reivindicar meus direitos? O que posso fazer a respeito disso?
- Qual é a minha responsabilidade nesse relacionamento? O que posso fazer em relação a isso?

Observe que não estamos culpando você nem pelo que aconteceu no passado nem por suas escolhas. Mas somente você – não seu ente querido, seu terapeuta ou seus amigos – pode resolver seus problemas. Você decide. Muitas pessoas introspectivas que gostam de alguém com TPB perceberam que as coisas que descobriram sobre si mesmas eram inestimáveis.

ALEX

O maior presente que ganhei por conviver com borderlines foi aprender a enxergar a mim mesmo e ver como interajo com os outros. Por mais duros que fossem aqueles relacionamentos, precisei deles para me tornar quem eu sou hoje.

MARILYN
Pude deixar de viver de modo inconsciente e passar a ser uma pessoa consciente. Dizem que uma vida irrefletida não vale a pena. Fico feliz em dizer que a minha vida vale muito a pena!

RUSSELL
É útil enxergar as situações como oportunidades de crescimento e formação pessoal. Em vez de enxergar cada conflito e cada aflição como uma crise de proporções insolúveis, reconheço que sou eu que tenho o problema – por exemplo, eu é que detesto o comportamento do outro – e estou aberto a aprender mais sobre mim mesmo. A coisa passa a ter mais a ver com minhas escolhas do que com minha impotência. E posso aprender muito com minhas escolhas.

Neste capítulo, exploramos maneiras de lidar melhor com o comportamento borderline simplesmente fazendo mudanças em você mesmo: aceitando que você não pode obrigar seu ente querido a procurar tratamento, não levando as ações dele para o lado pessoal, cuidando de você mesmo e assumindo a responsabilidade pelo seu comportamento.

A seguir, veremos como começar a mudar a maneira de interagir com a pessoa que sofre de TPB.

CAPÍTULO 6

Entendendo sua situação: estabeleça limites e aprimore habilidades

Identifique os gatilhos que disparam reações emocionais intensas

Quando você ou seu ente querido reage intensamente a algo, há boas chances de que um dos seus gatilhos, ou "pontos sensíveis", tenha sido acionado. Trata-se de ressentimentos, arrependimentos, inseguranças, raiva e medos escondidos que, ao serem tocados, machucam e provocam reações emocionais automáticas. Identificar ações, palavras ou eventos específicos que parecem causar reações emocionais – em você ou na pessoa com TPB – pode tornar mais fácil prevê-las e lidar com elas.

Tenha registros

> Muitos familiares descobrem que manter um registro diário dos padrões de comportamento da pessoa querida os ajuda a entender e despersonalizar os atos dela. Isso vale principalmente para os pais de pessoas com TPB, que descobrem que os registros são úteis para ajudar a obter diagnóstico e tratamento adequados.

Seja simplesmente observando seu ente querido ou tomando notas sobre os humores e comportamentos dele, sua intenção não é fazer julgamentos, mas parar de reagir emocionalmente às atitudes dele e começar a aprender com elas. Se parecer que existe pouca relação entre seus atos e os da pessoa com TPB, você perceberá com mais clareza que o comportamento dela não tem a ver com você.

Se parecer que algo externo desencadeia o comportamento, tente descobrir quais fatores podem estar envolvidos. Por exemplo:

- O humor geral da pessoa.
- O nível de estresse e/ou as responsabilidades dela.
- A hora do dia.
- A presença ou a ausência de álcool ou outra substância.
- Fatores físicos, como fome ou cansaço.
- O ambiente ao redor.

Se você conseguir encontrar padrões no comportamento da pessoa, este pode se tornar mais previsível.

PORTIA
Sandy e eu somos mães de um menino borderline. Nós usamos uma planilha para fazer um gráfico dos humores e comportamentos dele. A escala vai de −10 (desespero extremo) até +10 (otimismo extremo), sendo 0 indicador de humor neutro. O terapeuta do nosso filho ficou pasmo com nossa documentação, e ela o ajudou a determinar se ele tinha TPB ou transtorno bipolar.

HENRY
Nunca fiz um diário, mas num período de dez anos percebi que as mudanças de humor de Barbara aconteciam em ciclos de seis semanas. Era assim:
1. *Ataques de fúria violentos e explosivos, que duravam de dez minutos a várias horas.*
2. *Silêncio, durante de dois a cinco dias.*
3. *Comportamento amigável, afetuoso, que durava três ou quatro dias. (Quando as coisas iam bem, Barbara se desculpava pelo que havia fei-*

to e até pedia que eu descobrisse o que poderia provocar aquele "comportamento maluco".)
4. Uma longa deterioração, que durava de quatro a dez semanas. Barbara ficava cada vez mais crítica, agressiva e com pavio curto. Ela negava as desculpas que tinha pedido. Finalmente, acontecia uma explosão de raiva e o ciclo recomeçava.

Seus gatilhos

Muitas pessoas com quem conversamos para este livro contaram que seu ente querido borderline parecia saber quais eram os gatilhos delas. Quando a pessoa com TPB se sentia ameaçada, ela se protegia consciente ou inconscientemente dos próprios sentimentos dolorosos cutucando os pontos sensíveis alheios.

Por exemplo, uma mulher que ama alguém com TPB tinha a autoestima muito baixa. Ela se casou no ensino médio, após um breve namoro. O casamento foi muito difícil porque o marido era emocionalmente abusivo. Mas sempre que ela falava em ir embora ele dizia que ninguém mais iria querê-la e que ela jamais poderia se sustentar, porque não era inteligente nem talentosa o bastante para conseguir um emprego com boa remuneração.

Algumas coisas que a pessoa com TPB diz ou faz podem ferir profundamente. Outras podem não incomodar. Em vez de apenas reagir, observe e analise suas reações. A crítica é verdadeira ou ao menos tem um fundo de verdade? Lembre-se: você não precisa aceitar ou rejeitar inteiramente a afirmação. Veja se há algum tipo de clivagem (pensamento em termos de "oito ou oitenta"), excesso de generalização ("você sempre" ou "você nunca") e conexões ilógicas ("você não me levou à festa porque me odeia").

Alguns pontos sensíveis são cutucados tantas vezes que até mesmo o menor toque é doloroso. Alguns dos seus pontos sensíveis podem ser:

- Ser acusado injustamente pela pessoa.
- Ter necessidades, sentimentos e reações desconsiderados ou negados.
- Ser exageradamente admirado ou adorado pela pessoa querida (porque isso pode ser um prenúncio de desvalorização e críticas mais tarde).

- Outras situações e condições que geralmente precedem ataques de fúria ou comportamentos inadequados (por exemplo, uma mulher começava a tremer sempre que o telefone tocava porque tinha medo de que fosse sua mãe).

MOC – Medo, obrigação, culpa

Em *Chantagem emocional*, Susan Forward e Donna Frazier escrevem que dentre as características que tornam as pessoas vulneráveis à chantagem emocional estão o medo, a obrigação e a culpa (MOC, para resumir). O MOC atrapalha suas escolhas e limita suas opções àquelas que o chantagista escolhe para você:

- **Medo.** Você pode ter medo de perder alguma coisa: amor, dinheiro, aprovação, contato com os filhos ou o próprio relacionamento. Pode também ter medo da sua raiva ou de perder o controle das suas emoções.
- **Obrigação.** Susan Forward diz: "A memória, quando usada por um chantagista, se transforma no Canal da Obrigação, com reprises contínuas das cenas do bom e generoso comportamento do chantagista conosco. Quando nosso sentimento de obrigação é mais forte que o de respeito e cuidado próprios, as pessoas aprendem rapidamente a tirar vantagem disso.
- **Culpa.** Quando suas atividades normais são gatilhos para a pessoa com TPB, ela joga sobre você a responsabilidade pelo sofrimento dela. Ela pode não só acusá-lo de ter um comportamento desonesto como de agir assim de propósito, para magoá-la. Em vez de questionar as suposições dela você pode reagir sentindo culpa.

Estratégias de enfrentamento

O simples fato de ter consciência dos seus gatilhos pode deixar mais fácil a convivência com um borderline. Dentre outras estratégias estão:

- **Trabalhar em si mesmo.** Por exemplo, a mulher com baixa autoestima poderia se consultar com um terapeuta e analisar a fundo o motivo pelo qual pensa tão mal sobre si mesma. Ou poderia fazer um curso profissionalizante ou de aprimoramento para conseguir um emprego mais bem-remunerado. Desse modo, terá mais condições de despersonalizar e desviar as críticas do marido – ou abandonar o relacionamento emocionalmente abusivo.

- **Confirmar a realidade com outras pessoas.** Se a pessoa que tem TPB o acusa de ser ingrato, incompetente ou de ter outras características negativas, pergunte aos seus amigos se eles acham que há alguma verdade no que ela diz.
- **Reduzir a exposição a situações que sirvam de gatilho para você.** Você tem o direito de cuidar de si mesmo.
- **Minimizar qualquer reação visível.** Se a pessoa com TPB sabe que pressionar seus pontos sensíveis causa o efeito desejado – consciente ou inconscientemente –, há chances de o comportamento se repetir.
- **Perceber que você não pode controlar o que os outros pensam.** Você não pode fazer todo mundo feliz – principalmente alguém que esteja projetando a própria infelicidade em você. Pare de assumir a responsabilidade pelo mundo interior do seu ente querido e comece a assumir a responsabilidade pelo seu.

Estabeleça seus limites pessoais

Os limites pessoais dizem onde você termina e onde os outros começam. Eles definem quem você é, em que você acredita, como trata os outros e como deixa que eles o tratem. Como a casca de um ovo, dão forma e protegem. E como as regras de um jogo, trazem ordem para sua vida e o ajudam a tomar decisões benéficas.

Limites saudáveis são razoavelmente flexíveis, como um pedaço de plástico mole. Você pode dobrá-los e eles não se quebram. Porém, se seus limites forem flexíveis demais, podem ocorrer violações e intromissões. Você pode assumir os sentimentos e responsabilidades de outras pessoas e perder de vista os seus.

Por outro lado, quando os seus limites são inflexíveis demais, as pessoas podem considerá-lo frio ou distante. Porque os limites inflexíveis podem servir como defesa – não somente contra os outros, mas também contra seus próprios sentimentos. Você pode ter dificuldade para sentir tristeza, raiva ou outras emoções negativas. Às vezes a felicidade e outras emoções positivas também podem estar fora do seu alcance. Você pode se sentir desconectado dos outros e até mesmo de suas próprias experiências.

Em *Codependência nunca mais*, Melody Beattie diz que o estabelecimento de limites não é um processo isolado. Ela escreve:

> Estabelecer limites é aprender a cuidar de nós mesmos, não importando o que aconteça, aonde formos ou com quem estivermos. Os limites são enraizados nas nossas crenças sobre o que merecemos e o que não merecemos.
>
> Os limites se originam de um sentimento mais profundo dos nossos direitos pessoais – especialmente o direito de sermos nós mesmos. Eles emergem quando aprendemos a nos valorizar, confiar em nós mesmos e nos ouvir, e decorrem naturalmente da convicção de que nossos desejos, nossas necessidades, nossos gostos e desgostos são importantes.

Os limites pessoais não têm a ver com controlar ou mudar o comportamento dos outros. Na verdade, eles não têm a ver com os outros. Têm a ver com você e com o que você precisa fazer para cuidar de si mesmo. Por exemplo, talvez você não possa impedir que parentes intrometidos perguntem sem parar sobre quando você vai se casar, mas pode controlar se vai responder às perguntas e quanto tempo vai passar com eles.

Às vezes você pode optar por desconsiderar seus limites pessoais. Por exemplo, imagine que seu pai idoso escorregue numa calçada molhada e lhe pergunte se pode ficar na sua casa até se recuperar. Como ama seu pai, você concorda – mesmo que dê valor à sua privacidade. A chave é você sentir que tem escolha. É como a diferença entre dar um presente a alguém e ser roubado.

Limites emocionais

Limites são as fronteiras invisíveis que separam os seus sentimentos dos sentimentos dos outros. Essas fronteiras não somente marcam o ponto em que suas emoções terminam e as de outra pessoa começam como também o ajudam a se proteger, quando estiver se sentindo vulnerável, e a dar aos outros acesso às suas emoções, quando estiver sentindo intimidade e segurança junto a eles.

As pessoas que têm limites emocionais saudáveis entendem e respeitam os próprios pensamentos e sentimentos. Resumindo: elas respeitam a si mesmas e respeitam a própria individualidade. Anne Katherine diz: "O direito de dizer 'não' reforça as fronteiras emocionais. O mesmo acontece com a liberdade de dizer 'sim', o respeito pelos sentimentos, a aceitação das diferenças e a permissão para a expressão."

Exemplos saudáveis
Aqui vão algumas ilustrações de como as pessoas agem de modo a respeitar os próprios pensamentos e sentimentos:

- Dan acredita que seu pai tenha transtorno da personalidade borderline. Seu irmão mais novo, Randy, discorda. Faz um ano que Dan não vê o pai, ao passo que Randy janta com ele uma vez por semana. Dan e Randy se sentem à vontade para debater suas opiniões sobre o pai, mesmo tendo pontos de vista diferentes. E os dois gostam do relacionamento fraterno, porque têm consciência de que este é separado do relacionamento de cada um com o pai.
- Cathy odeia quando sua namorada, Roberta, sai com amigos. Cathy sempre é convidada para ir junto, mas prefere ficar em casa porque acha que os amigos de Roberta são "uma completa perda de tempo".

  Numa noite, enquanto Roberta se veste para sair, Cathy pede, aos prantos: "Por favor, não vá. Sem você eu me sinto solitária!"

  Gentilmente, Roberta lembra a Cathy que lhe avisou sobre o programa há uma semana e que Cathy teve tempo para programar o que fazer sozinha ou com os próprios amigos. Mas Cathy continua chorando: "Acho que você não me ama mais."

  Roberta responde: "Parece que você acha que estou rejeitando ou abandonando você. Deve ser muito doloroso. Você pode acreditar nisso e se sentir mal ou pode perguntar a si mesma por que duvida do meu amor. Vamos conversar sobre isso quando eu voltar?"

Benefícios dos limites pessoais

Pode ser difícil estabelecer e manter limites, mas essa prática implica alguns incentivos inestimáveis.

Limites ajudam a definir quem você é
Os limites e a busca de identidade estão totalmente entrelaçados. As pessoas com limites fracos costumam ter um senso de identidade pouco desenvolvido. Elas, e aquelas que nem limites têm, podem ter dificuldade para distinguir entre suas crenças e as dos outros. Além disso, costumam confundir seus problemas e responsabilidades com os dos outros. Tendo a identidade incerta, elas costumam assumir a de outra pessoa ou se identificar com apenas um papel familiar (por exemplo, mãe, executiva, ou mesmo borderline).

As pessoas com limites bem desenvolvidos:

- Distinguem-se dos outros adequadamente.
- Identificam e assumem a responsabilidade pelos próprios sentimentos, crenças e valores.
- Enxergam os sentimentos, as crenças e os valores como partes importantes de quem elas são.
- Respeitam as crenças e os sentimentos dos outros – mesmo que sejam diferentes dos delas.
- Sabem que os valores e as crenças de outra pessoa são igualmente importantes para definir quem ela é.

Limites organizam sua vida
Se você está sempre atendendo aos desejos de outra pessoa, sua vida pode fugir totalmente do controle. As pessoas com TPB costumam mudar as regras, agir impulsivamente e exigir atenção para a programação delas, não para a dos outros. Impor limites pode ajudar você a lidar com esses comportamentos, de modo a não se sentir como uma marionete sendo manipulada.

Além disso, limites podem contribuir para esclarecer seus relacionamentos com os outros. E estabelecer limites antecipadamente pode ajudar a evitar problemas futuros.

Limites ajudam a dar segurança

As pessoas que não impõem limites estão sempre à mercê dos outros. Sentem-se impotentes quando os outros abusam delas e aceitam qualquer coisa. Por outro lado, as pessoas que estabelecem limites se sentem mais no controle da própria vida porque percebem que podem escolher quais comportamentos vão tolerar. Elas assumem o poder, que é realmente delas, de dizer não. Isso lhes dá um senso de segurança e controle.

Pensemos no exemplo de Jane e Ben, que namoram há vários meses. Jane está tendo dificuldade porque Ben não consegue decidir o que sente por ela. Quando ele a ama, ela fica empolgada. Quando ele recua e "só quer amizade", ela fica deprimida e confusa.

Um dia ele lhe diz: "Conheci outra mulher, mas não sei se ela é a pessoa certa. Quero namorar vocês duas até ter certeza."

Os limites claros permitirão que Jane se posicione e diga a Ben o que quer no relacionamento. Como tem limites saudáveis, ela sabe que suas necessidades são tão importantes quanto as de Ben. Jane pode dizer a Ben como as ações dele a afetaram e pode avaliar o arranjo que ele propôs com base nos próprios valores e crenças. Jane sabe que tem muitas opções. Sabe que uma delas é dizer a Ben que, ainda que goste dele, ela vai terminar, porque aquele tipo de relacionamento não atende às suas necessidades.

Limites promovem a intimidade, não o enredamento

Antigamente a ideia era que quando duas pessoas se casavam, se tornavam uma só. Hoje em dia é mais provável que os noivos acreditem que um mais um ainda são dois. Muitos casais reconhecem isso durante a cerimônia ao pedirem que alguém leia um trecho de *O profeta*, de Khalil Gibran. Na passagem sobre o casamento, Gibran pede que os casais tenham espaços em sua união. "Fiquem juntos, mas não juntos demais. Porque os pilares do templo se erguem separadamente. E o carvalho e o cipreste não crescem à sombra um do outro."

Gibran descreve limites saudáveis. O oposto, o enredamento, é como o carvalho e o cipreste crescerem tão próximos que seus galhos e raízes ficam emaranhados, de maneira que não haja espaço para nenhuma das árvores crescer. Assim, partes de cada uma das árvores são sacrificadas e nenhuma delas desenvolve todo o seu potencial.

> Diferentemente do compromisso, que é um dar e receber consciente, o enredamento implica negar quem você é ou quais são suas necessidades, para agradar a outra pessoa.

Em *Boundaries: Where You End and I Begin* (Limites: você termina onde eu começo), Anne Katherine diz:

> O enredamento acontece quando as individualidades de cada parceiro são sacrificadas no relacionamento. Apaixonar-se é empolgante e envolvente. Mas a verdade é que se trata de uma fase de muito enredamento no relacionamento. É ótimo que outra pessoa tenha pensamentos e sentimentos idênticos aos nossos. Isso é maravilhoso. Mas, com o tempo, as percepções ficarão diferentes. O modo como lidamos com isso é fundamental para o relacionamento.
>
> Às vezes as pessoas ficam enredadas porque um dos parceiros intimida o outro até que este abra mão das próprias opiniões, perspectivas e preferências. Em outros casos, um parceiro assume voluntariamente o ponto de vista do outro porque está ansioso para se sentir próximo de alguém. É preferível negar parte de si mesmo a ficar sozinho – pelo menos a princípio. Mas o problema de sacrificar partes suas para agradar a outra pessoa é que isso não funciona a longo prazo. Pode demorar muitos anos, mas no fim você acaba percebendo que, apesar de ter ganhado um relacionamento, acabou se perdendo. Para compartilhar o que tem, você precisa de um forte senso de identidade, de modo a ter o que dar de presente ao outro. Mesmo que você tenha uma boa ideia de quem você é, a intimidade exige tempo, abertura, atitude sem julgamento, escuta e aceitação.

Questões de limites

Algumas pessoas tiveram a sorte de aprender com seus pais, ou com outros modelos de comportamento, sobre direitos e limites pessoais, bem como sobre a importância deles. Infelizmente, muitos adultos cresceram com limites danificados, massacrados ou inexistentes. Em muitos casos, os pais violavam rotineiramente os limites e os direitos dos filhos ou os obrigavam a representar papéis inadequados.

- Se os pais ou outros responsáveis encorajam os filhos a serem dependentes, na vida adulta esses filhos podem acreditar que precisam de outra pessoa que os leve a sentir-se inteiros.
- Filhos que tenham sido abandonados ou que tiveram pais distantes podem ter dificuldade para se conectar emocionalmente com outras pessoas.
- Pais controladores ensinam aos filhos que as outras pessoas não têm direitos.
- Pais que se envolvem exageradamente podem dificultar que os filhos desenvolvam as próprias individualidades.

Algumas pessoas com TPB sofreram abusos sexuais ou físicos na infância – as violações mais horríveis dos limites pessoais. O abuso, a humilhação e a vergonha podem prejudicar seriamente os limites pessoais. As crianças que sofreram abusos se sentem confusas em relação ao que permitir que os outros lhes façam fisicamente, a como deixar que os outros as tratem emocionalmente e a como interagir de maneira socialmente adequada.

Alguns adultos que sofreram abusos na infância podem se proteger construindo fortes barreiras entre si e os outros, ou podem se recolher física ou emocionalmente, raramente compartilhando emoções. Outros fazem o oposto, tornando-se abertos demais. Podem se envolver em relacionamentos sexuais com pessoas que na verdade não gostam deles.

Ademais, crianças que sofrem abusos também aprendem a negar a dor e o caos ou a aceitá-los como normais e adequados. Aprendem que seus sentimentos eram errados ou que não importavam. Aprendem a se concentrar na sobrevivência imediata (ou seja, em não sofrer abusos) e perdem importantes estágios de desenvolvimento. Por conta disso, têm problemas para desenvolver a própria identidade.

KAMALA

Minha mãe e meu pai abusaram de mim física, sexual e emocionalmente. Eles nunca me amaram nem se importaram com meus sentimentos, por isso nunca tive a oportunidade de passar pelo processo natural de individuação e separação.

Quando me tornei adulta, entrei no mundo "real" parecendo estar muito bem. Mas eu não tinha noção do que era o "outro" nem de qualquer limite. Para meu senso subdesenvolvido do "eu", as pessoas ao redor eram extensões minhas. Como eu me odiava e abusava de mim mesma, eu também as odiava e abusava delas.

Quando tentava ter relacionamentos normais, os limites das outras pessoas eram meu pior inimigo. As pessoas com limites podiam dizer "não". Para mim, "não" era a morte certa; eu podia senti-la na boca do estômago. As pessoas me consideravam exigente, infinitamente caótica, grudenta, controladora, manipuladora. Porém, na verdade aquilo era o grito de uma menininha insaciável, aterrorizada e ferida, ainda lutando para crescer e sobreviver.

Quando as pessoas não têm limites saudáveis, elas precisam de defesas, o que prejudica a intimidade. Essas defesas podem incluir:

- Controle
- Afastamento
- Acusações
- Racionalização
- Intelectualização
- Xingamentos
- Perfeccionismo
- Pensamento em termos de "oito ou oitenta"
- Ameaças
- Briga por questões falsas
- Preocupação exagerada com o outro

"Todas essas são maneiras úteis de evitar sentimentos e comunicação", disse Anne Katherine numa entrevista. "A alternativa saudável é mostrar seus sentimentos verdadeiros."

É claro que pessoas sem TPB também podem ter limites fracos. Mas eles podem ser expressos de maneira diferente. Enquanto o borderline pode se recusar a assumir a responsabilidade por seus atos e sentimentos, talvez você tenda a assumir responsabilidade em excesso pelo que os outros dizem ou fazem. Essa tendência pode ser resultado de experiências na infância. É que, quando crianças, algumas pessoas que gostam de alguém com TPB precisam agir como cuidadores emocionais ou físicos dele. Frequentemente aprendem a negar as próprias necessidades e a assumir a responsabilidade pelos sentimentos, pensamentos e problemas dos outros.

JOHN
Eu tinha 11 anos quando meu irmão nasceu. Um ano depois, vieram minhas irmãs gêmeas. O dinheiro, que sempre tinha sido escasso, virou um problemão. Quando eu estava terminando o ensino fundamental, meu trabalho era voltar direto para casa depois das aulas para tomar conta dos meus irmãos e começar a preparar o jantar. Um belo dia, reparei na equipe de corrida rústica fazendo aquecimento. Como eu queria estar lá, correndo com eles!

Porém, quando pedi aos meus pais para participar, minha mãe começou a chorar e disse: "Precisamos de você aqui para tomar conta das crianças, John. Se eu largar o trabalho para cuidar delas, vamos ter que nos mudar para um apartamento mais barato." Já meu pai ficou com raiva: "Seu egoísta! Não consegue pensar nos outros, para variar?"

Os pais de John o desencorajavam de enxergar suas necessidades separadas das deles. Para manter o amor dos pais, ele precisava negar seus sentimentos verdadeiros. E como adulto ele continuou a negar seus sentimentos, porque isso lhe parecia uma atitude familiar e mais segura. Além disso, John cresceu aprendendo que seus sentimentos não importavam. Assim, quando se tornou adulto e iniciou um relacionamento com uma pessoa que tinha TPB, ele teve dificuldade para impor limites, já que não estava acostumado a fazer isso.

Roteiros do passado
Frequentemente, algumas pessoas com TPB não aceitam responsabilidades – ao passo que outras sem o transtorno aceitam responsabilidades em

excesso. Sem perceber que está repassando roteiros dolorosos do passado, a pessoa com TPB tenta convencer o ente querido a se tornar o foco da sua dor e da sua raiva. Com frequência, este se dispõe a ceder.

A "barganha" que você faz com seu ente querido borderline pode estar enraizada em crenças profundas, quase sempre inconscientes, sobre o que é necessário para sobreviver neste mundo. Para a pessoa com TPB, sentir-se separado de outra pode ser amedrontador, porque isso lhe causa sentimentos de rejeição, abandono e solidão. Assim, consciente ou inconscientemente, ela pode desencorajar a independência ou o pensamento independente nas pessoas próximas.

KAMALA
Antes de eu melhorar, se as pessoas não tivessem alguma autoproteção, eu mirava diretamente nelas. Quem não quer um alvo fácil de acertar? Mas o que eu estava fazendo, e o que um monte de gente com TPB faz, não era um jogo ou uma brincadeira. Era sobrevivência. As pessoas que tinham limites saudáveis faziam com que eu me sentisse imperfeita, demasiadamente sem controle e vulnerável demais.

Em resposta a isso, muitas pessoas evitam tudo aquilo que pode provocar uma reação negativa por parte do ente querido com TPB – pelo menos a princípio. Elas podem se preocupar achando que, caso se posicionem, perderão o relacionamento, não serão amadas e ficarão sozinhas. E a pessoa com TPB, que está cuidando da sua dor do único jeito que sabe fazer, pode ser hábil em convencer o outro de que ele está sendo egoísta, irresponsável ou desinteressado. Com o tempo, você pode até mesmo perder de vista o tanto que fez para acomodar o senso distorcido da realidade por parte do seu ente querido.

Pressionando
Se não houver limites, o comportamento borderline pode escapar drasticamente do controle. Alguns entes queridos de pessoas com TPB que foram entrevistados para este livro deixavam de atender o telefone de propósito, porque suas esposas tinham medo de que fossem outras mulheres ligando; toleravam vários casos extraconjugais, inclusive alguns que resultavam em gravidezes e

infecções sexualmente transmissíveis; ou não expressavam nenhuma de suas necessidades, porque isso levaria a acusações de ser "carente e controlador".

Outros abriam mão de atividades e amizades por causa de críticas, mentiam para amigos e familiares sobre o comportamento dos borderlines, toleravam abuso físico regular, ficavam sem sexo durante mais de uma década, não saíam de casa por longos períodos porque a pessoa com TPB se recusava a ficar sozinha ou permitiam que ela cometesse abusos contra os filhos.

Você pode até ter permitido que alguém violasse seus limites pessoais no passado. No entanto, isso não dá à pessoa o direito de fazer o mesmo – a não ser que você deixe. Mas, primeiro, você precisa decidir quais são os seus limites.

Como os limites ajudam seu ente querido
A princípio, estabelecer limites pode ser assustador. Assim, é fundamental lembrar que você está tomando essa atitude não somente pelo seu bem. Quando você estabelece e observa limites pessoais, também está beneficiando a pessoa com TPB. Na verdade, quando você a deixa violar seus limites, ou quando não impõe limite algum, a situação pode piorar. Algumas pessoas acreditam que ignorar as próprias necessidades acabará "consertando" a pessoa amada. Isso não é verdade.

GEORGE
Eu realmente não ligo para o jeito como Kim me trata. Ela fez coisas que me magoaram muito. Mas, graças a tudo que aprendi sobre o TPB, sei que o sofrimento dela é muito maior que o meu. Gosto de saber que estou fazendo diferença na vida dela. Afinal, a vida não é isso? Ajudar os outros?

A motivação de George é louvável. No entanto, abrir mão das próprias necessidades não beneficiará sua mulher – nem a si próprio – a longo prazo. Se George assumir a responsabilidade pelos sentimentos e pelo comportamento de Kim, ela não precisará fazer isso. E se ela não for responsabilizada pelo que faz, não precisará encarar como seu comportamento afeta a si própria e as pessoas ao redor. E enquanto ela não for responsabilizada, não melhorará. De fato, ela pode piorar.

Por quanto tempo George conseguirá permanecer nesse relacionamento com Kim? De que ele está disposto a abrir mão a longo prazo (amigos, segurança, autoestima?) para ter um relacionamento com alguém que lhe provoca tanta dor? É esse o exemplo que quer dar aos filhos?

Se você estabelece e mantém limites razoáveis, e se aprende a cuidar das próprias necessidades e viver sua vida, as chances de permanecer num relacionamento de longo prazo são muito maiores – e é maior a possibilidade de que seu relacionamento seja feliz e bem-sucedido. Ao estabelecer e impor limites, você está agindo como um modelo de comportamento para a pessoa com TPB e para os outros em sua casa. Limites firmes e consistentes de sua parte ajudarão a pessoa com TPB a enfim criar limites para si mesma.

O direito de estabelecer limites

Com frequência, as pessoas que amam alguém que sofre de TPB têm de olhar para fora de si para se certificarem de que está tudo bem estabelecer limites numa determinada área. Elas perguntam a si mesmas se têm o direito de ficar com raiva quando um dos seus limites não é respeitado.

Muitas pessoas – não somente as que gostam de alguém com TPB – parecem dividir seus sentimentos em dois grupos: os justificados e os injustificados. Digamos que sua amiga Sue se atrasa 30 minutos para almoçar com você. Se ela finalmente chega sem se explicar e nem sequer pede desculpas, você pode dizer que sua raiva é justificada. Mas se ela não aparecer e no dia seguinte você descobrir que ela sofreu um acidente de carro, você pode reconhecer que sua reação anterior não era justificada.

Além disso, as pessoas passam muito tempo discutindo o que é "certo" em seus sentimentos e seus desejos. Elas são capazes de debater por horas seguidas sobre quem tem os desejos mais "normais". Harriet Goldhor Lerner, em *A ciranda do amor e do ódio*, explica a falácia desse tipo de pensamento.

No fundo, a maioria de nós acredita que somos donos da "verdade" e que este mundo seria muito melhor se todos os outros reagissem exatamente como nós. Pessoas casadas e de uma mesma família são especialmente propensas a se comportar como se houvesse uma "realidade" com a qual todos deveriam concordar.

Entretanto, nossa tarefa é apresentar nossos pensamentos e sentimentos com clareza e tomar decisões responsáveis, congruentes com nossos valores e nossas crenças, não fazer com que outra pessoa pense e sinta tal como nós ou do modo que queremos. Precisamos abrir mão da ilusão de que podemos mudar ou controlar outra pessoa. Só depois disso é que poderemos reivindicar o poder que é verdadeiramente nosso: o de nos mudarmos e de fazermos algo de novo e diferente por nós mesmos.

Voltemos ao exemplo com Sue. Você está com raiva porque ela se atrasou e não telefonou nem pediu desculpa. O ponto de vista de Sue é que você deveria ter almoçado sem ela. E se não fez isso, você só pode culpar a si mesmo por sentir raiva.

É inútil discutir se você "deveria" sentir raiva, porque o fato é que sente. Sua tarefa é dizer a Sue como você se sente, e a dela é dizer a você como ela se sente. Você não precisa – nem deveria precisar – sentir que é necessário convencê-la de que seu modo de pensar é o melhor. Em vez disso, precisa simplesmente se proteger no futuro, agora que sabe qual é a atitude dela em relação aos atrasos.

"Sou egoísta?"

Acreditar que suas necessidades são egoístas é outra armadilha comum em que as pessoas caem. Barb, uma mulher de 32 anos, diz: "Não sei se consigo continuar tentando agradar à minha mãe. Eu gasto cada minuto da minha vida pensando em ajudá-la, mas de vez em quando penso: 'Esquece, não posso fazer mais nada.' Isso é egoísmo?"

Estabelecer limites não é egoísmo. É normal e necessário. Algumas pessoas que amam alguém que sofre de TPB rotulam equivocadamente seu comportamento de "egoísta", quando na verdade estão apenas cuidando de si mesmas.

TERRELL
Quando eu era criança, "egoísta" era um insulto na minha casa. Era coisa de gente má. Mas eu aprendi que foi só quando comecei a cuidar de mim mesmo que me tornei realmente capaz de cuidar dos outros.

Diretrizes para estabelecer limites

Veja a seguir um planejamento prático em cinco etapas para estabelecer limites com amor.

Esclareça seus limites
Patricia Evans, em *Como enfrentar a violência verbal: aprenda a se defender de relações abusivas*, sugere que determinados direitos são fundamentais para o relacionamento, dentre eles:

- Direito a apoio emocional, encorajamento e boa vontade por parte do outro.
- Direito de ser ouvido pelo outro e de ser respondido com cortesia e respeito.
- Direito de ter o próprio ponto de vista, ainda que o outro tenha um diferente.
- Direito de ter seus sentimentos e suas experiências reconhecidos como sendo reais.
- Direito a uma vida livre de acusações, culpa, críticas e julgamentos excessivos.
- Direito de viver livre de abusos físicos e emocionais.

Perguntar a si mesmo pode ajudar a entender melhor quais são os seus limites pessoais:

- O que dói?
- O que é agradável?
- De que você está disposto a abrir mão em nome do relacionamento?
- Quais são as coisas que os outros fazem e que o deixam com raiva e sentindo-se explorado?
- Você consegue dizer "não" ao que é pedido sem sentir culpa?
- Até que ponto você deixa os outros se aproximarem fisicamente?
- A que distância você começa a ficar ansioso ou desconfortável?
- A pessoa com TPB respeita seus limites físicos?

Não espere ser capaz de sentar-se e responder a essas perguntas numa única noite, nem mesmo em um só mês. Estabelecer limites é um processo de toda a vida.

Calcule os custos
Como o fato de *não* ter limites afeta você? Kreger escreve: "Ficamos tão ocupados em viver a vida cotidiana que não percebemos direito as coisas que nos fazem mal… nós as ignoramos e esperamos que elas desapareçam."

Pense nas consequências
Tendo em mente qual é o custo de não ter limites, pense no que você fará quando (não "se"!) seu familiar ultrapassar seus limites. Faça com que as consequências sejam proporcionais ao limite.

Crie um consenso
Em termos ideais, toda a família deve agir de modo consistente.

Avalie os resultados possíveis
A situação vai piorar antes de melhorar, à medida que seu familiar contra-ataca e testa para ver se você está falando sério. Se as coisas ficarem inseguras para você ou para seu familiar, talvez você precise de ajuda profissional.

Neutralize a raiva e as críticas

STEVE
Uma vez li uma história sobre um discípulo zen que vai até o mestre e se senta do outro lado da mesa na hora do chá. O mestre zen, segurando uma vara, lhe diz: "Se você tomar seu chá, eu lhe bato com essa vara. Se não tomar seu chá, eu lhe bato com essa vara." Então o que você faz? Bom, acho que eu descobri. Tome a vara dele.

As técnicas de despersonalização e desapego delineadas no Capítulo 5 são maneiras de "tomar a vara". As técnicas de desativação deste capítulo podem provocar o mesmo efeito. Treine as habilidades apresentadas aqui em situações do cotidiano – a princípio, de preferência, com uma pessoa que não seja borderline.

> Não se preocupe se você ficar com raiva, agitado ou se esquecer essas técnicas no calor de uma situação real. É de esperar que isso ocorra. Lembre que você está fazendo algo difícil até mesmo para os profissionais treinados. Dê a si mesmo uma recompensa a cada pequeno passo adiante.

Use um estilo de comunicação não agressivo

O primeiro passo para a boa comunicação é se tornar um bom ouvinte. Quando for sua vez de ouvir, ouça de verdade. Não fique pensando no que vai dizer. Não fique na defensiva nem se desligue da pessoa, mesmo se ela estiver acusando-o de coisas que você jamais fez ou disse. Mais tarde você terá chance de falar sobre isso.

Preste atenção nas palavras, na linguagem corporal, nas expressões e no tom de voz da pessoa. Isso ajudará a legitimar os sentimentos dela. As pessoas com TPB nem sempre estão em contato com as próprias emoções, e ao prestar muita atenção você pode ser capaz de ouvir para além das palavras e detectar os sentimentos que estão abaixo da superfície.

Em *When Words Hurt: How to Keep Criticism from Undermining Your Self-Esteem* (Quando as palavras machucam: como evitar que críticas destruam sua autoestima), Mary Lynne Heldmann diz:

> Ouvir exige concentração e atenção plena. Você precisa se concentrar apenas na pessoa que fala e esquecer o que deseja dizer. Quer você decida ou não se concorda com as percepções de quem faz a crítica, ouvir lhe dá a oportunidade de aprender.

Heldmann acredita que dentre as coisas que atrapalham a escuta estão a preocupação com seu ponto de vista, pensamentos que distraem, achar que você já sabe o que a pessoa vai dizer e distorcer a mensagem de quem fala para se ajustar às suas expectativas. (Para mais informações sobre atenção plena, ver Apêndice B.)

> Para mostrar que está escutando, você pode ficar em silêncio, dar uma pausa antes de falar, fazer contato visual (a não ser que isso seja ameaçador), virar-se fisicamente para quem fala, descruzar os braços e assentir quando for adequado.

Paráfrases e escuta reflexiva

Faça afirmações em primeira pessoa. Ao responder a seu ente querido, faça afirmações usando "eu", não "você". Você não é capaz de ler a mente dos outros e pode estar errado em relação às intenções e aos sentimentos da pessoa. No entanto, você é especialista em si mesmo. Você está em terreno seguro quando descreve suas emoções e motivações e deixa que os outros façam o mesmo.

Digamos que você e seu colega de trabalho Shelby sejam responsáveis por atender ao telefone. Porém, parece que você está fazendo uma parte maior da tarefa. Shelby demora muito no almoço. Sai do escritório durante horas seguidas e, quando está presente, pede que você anote os recados para ele porque "está ocupado".

Assim, você decide ter uma conversinha com Shelby. Aqui vão alguns exemplos de afirmações usando "você" que fazem suposições sobre o estado mental de Shelby:

- "Você é egoísta, deixa tudo para mim."
- "Você demora demais no almoço para não ter que atender ao telefone."
- "Você deve achar que é o único que trabalha aqui."

Nenhum de nós gosta que os outros digam quais são as nossas intenções – muito menos um borderline. Além disso, esses tipos de afirmações atraem críticas. E se você estiver errado em relação ao motivo pelo qual Shelby demora no horário do almoço? Mesmo que você esteja certo, quais são as chances de ele concordar com suas afirmações sobre o egoísmo dele e o ego inflado demais? Lembre que sentir-se invalidado é um gatilho fundamental para as pessoas com TPB. Fazer afirmações em primeira pessoa ajudarão você a evitar esse gatilho.

Veja alternativas de afirmações em primeira pessoa que você poderia usar com Shelby. Use uma voz e uma postura física de confiança. Não gagueje nem pareça que está pedindo desculpas por ter sentimentos e opiniões:

- "Acho que estou atendendo ao telefone mais vezes, e isso me causa problemas porque não consigo fazer todo o meu trabalho. Será que a gente pode conversar a respeito?"
- "Estou com dificuldade para cumprir todas as minhas tarefas porque preciso atender ao telefone muitas vezes. Pelo que sei, a gente deveria dividir essa tarefa igualmente. Eu gostaria de marcar uma hora para a gente conversar sobre isso."

> Em geral as afirmações em primeira pessoa deixam os outros menos defensivos e mais abertos a explorar uma solução para o problema. No entanto, é possível que a pessoa com TPB ouça uma declaração na terceira pessoa mesmo quando você está usando a primeira. Mas não desista. Com o tempo, o borderline pode começar a ouvir o que você está realmente dizendo.

Reafirme os pontos fundamentais. Quando estamos nos comunicando com um borderline, também é útil reafirmar os sentimentos dele e seus argumentos principais, para mostrar que você está realmente escutando-o. Isso não quer dizer que você precisa concordar com o que ele diz. As pessoas que trabalham com atendimento ao público costumam aprender que um dos melhores modos de neutralizar a raiva de um cliente é reconhecer os sentimentos dele. Isso não quer dizer que a empresa esteja admitindo uma falha, mas que ela entende que o cliente está passando por um momento difícil.

Heldmann sugere parafrasear, ou seja, repetir com outras palavras os pontos principais do que a pessoa fala, para mostrar que você deseja entender o que ela está dizendo. Desenvolva um estilo próprio de fazer isso, para que seja feito com naturalidade.

Contenha a interpretação. Tenha cuidado para não interpretar o que a outra pessoa está dizendo. Isso pode apenas deixá-la com raiva e na defensiva. Aqui vai a diferença entre parafrasear e interpretar:

PESSOA COM TPB:
"Você nunca mais me telefonou, eu é que sempre preciso ligar! Fico imaginando se você realmente ainda quer ser minha amiga ou se vai me rejeitar como todo mundo. Estou magoada demais. Você está agindo igual ao Rick, meu ex-namorado, quando decidiu que não podia lidar com uma namorada com borderline. Vocês dois me deixam enojada. Eu não pedi para ter esse transtorno, você sabe. Espero que vocês dois apodreçam no inferno!"

VOCÊ (PARAFRASEANDO):
"Vejo que você está mesmo chateada porque eu não telefonei para você nos últimos dias. Pelo que você diz, parece que está preocupada achando que eu não quero mais ser sua amiga e que estou me comportando tal como Rick há algumas semanas."

VOCÊ (INTERPRETANDO):
"Parece que você está me confundindo com o Rick e presumindo que, como ele abandonou você, eu também vou fazer isso. Você ainda deve estar magoada com isso e acaba jogando as coisas em cima de mim [perceba a interpretação e a afirmação usando 'você']."

Faça observações neutras. A audição reflexiva é outro estilo de comunicação útil em que você dá à pessoa que fala sua impressão sobre o que ela está sentindo, para mostrar que está escutando e que se importa. Como diz Heldmann:

Todos temos sentimentos, e não adianta questionar o que outra pessoa sente ou dizer a ela que não deve se sentir assim. Porém, fazer uma observação neutra sobre os sentimentos da pessoa é um bom modo de convidá-la a se abrir, de lhe dar espaço. Não é necessário estar "certo" na sua afirmação sobre o que a outra pessoa está sentindo. Em geral, para o outro se abrir, basta simplesmente fazer uma observação honesta.

Se os sentimentos da pessoa forem óbvios, você pode verbalizar sua observação como uma afirmação. Por exemplo: "Dá para ver que você está com muita raiva", ou "Você está parecendo muito triste". Se os sentimentos forem sutis e não verbalizados, pode ser melhor fazer uma pergunta: "Você está com medo de eu querer desistir do nosso casamento?" Mas evite sondar demais – seu objetivo é ajudar a pessoa a expressar os sentimentos dela, não analisá-los.

Heldmann diz: "A audição reflexiva pode ser difícil se a pessoa estiver criticando você. Mas se você conseguir permanecer calmo, controlado, a pessoa terá desabafado um pouco e provavelmente se sentirá melhor. E ao permitir que ela expresse livremente seus sentimentos você terá comunicado sua abertura."

Habilidades de comunicação específicas para o TPB
Algumas das sugestões adiante foram adaptadas do livro *Skills Training Manual for Treating Borderline Personality Disorder* (Manual de habilidades estratégicas para tratar o transtorno da personalidade borderline), de Marsha Linehan:

- **Mantenha o foco na sua mensagem.** Enquanto você está falando, a outra pessoa pode atacá-lo ou tentar mudar de assunto. Isso pode acontecer por muitos motivos. Por exemplo, a pessoa pode estar tentando desviá-lo porque você está tocando numa área sensível. Ignore as tentativas de distraí-lo. Apenas continue calmamente a apresentar seu argumento e volte ao outro assunto mais tarde, se for adequado.
- **Simplifique.** Quando você está falando sobre um tema sensível, ou se a pessoa com TPB parece perturbada, simplifique a comunicação. Você e a pessoa querida podem estar sentindo emoções tão fortes que resta pouca energia para qualquer um dos dois alcançar um ní-

vel de pensamento mais elevado. Use frases curtas, simples, claras e diretas. Não deixe espaço para erros de interpretação.
- **Dê feedback positivo, adequado à pessoa e ao seu relacionamento.** Uma pessoa com TPB disse: "Tento me concentrar no que está certo em mim, mas na maior parte do tempo as pessoas da minha vida ficam me lembrando: 'Você tem um transtorno mental, você é borderline'. Estou me esforçando muito para enxergar as possibilidades e um futuro em que eu possa ser feliz e produtiva. Mas isso é difícil com os outros me rotulando e se recusando a reconhecer minha individualidade e meu potencial de crescimento."
- **Faça perguntas.** Devolva o problema à outra pessoa. Peça soluções alternativas. Por exemplo, experimente: "O que você acha que a gente deveria fazer?", ou "Não posso concordar, mas parece que você realmente quer que eu esteja de acordo. Como podemos resolver esse problema?"
- **Tenha consciência da sua inflexão vocal e da comunicação não verbal.** Esses aspectos comunicam tanto quanto as palavras que você usa, ou até mais do que elas. Fale de modo calmo, claro e confiante.

Ao declarar o que você quer ou do que precisa, não levante a voz no final, como se estivesse fazendo uma pergunta. Isso parece arrogante e enfraquece o que você está dizendo.

Como reagir a ataques e manipulações

Às vezes as respostas sugeridas na seção anterior não são adequadas porque a pessoa com TPB está "atirando" em você, não iniciando uma conversa honesta sobre algo que você disse ou fez que a incomodou. Nessas situações, você pode se sentir atacado, manipulado ou sabotado. Aqui estão alguns exemplos:

- "Sua irmã sempre foi mais bonita do que você."
- "Eu seria um filho melhor se você fosse uma mãe melhor."
- "Estou vendo que você voltou a sair com seus amigos" (dito com reprovação).
- "Isso é o que você pensa."

Heldman escreve que a maioria das pessoas reage às críticas com comportamentos que aprenderam na infância. Ela chama esse comportamento de "Os quatro nãos": não se defender, não negar, não contra-atacar e não se afastar. É bom evitar esses tipos de reações.

- **Não se defenda.** Tentar provar aos outros que você realmente não fez nada de errado pode lhe deixar parecendo bobo, infantil e culpado, mesmo quando não cometeu nenhum erro.
- **Não negue.** Talvez você use a negação porque realmente não foi culpado por aquilo de que está sendo acusado. Mas a negação repetida também pode levar você a se sentir como uma criança ("Não fui eu!" ou "Você também fez!").
- **Não contra-ataque.** Você pode golpear de volta a pessoa borderline para tentar vencer a discussão ou desabafar. Mas ao fazer isso cai na armadilha de projeção e de identificação projetiva que a pessoa com TPB armou inconscientemente para você.
- **Não se afaste.** Quando os entes queridos de borderlines percebem que a defesa, a negação e o contra-ataque não funcionam, elas costumam se afastar. Alguns se fecham completamente, outros nunca mais aparecem. Alguns aprendem a dissociar. Não há nada de errado em ir embora se você se sentir atacado. Na verdade, há ocasiões em que é bom fazer isso (veja o Capítulo 8). O que é danoso é permanecer passivo e em silêncio, absorvendo a crítica do outro enquanto seu senso de poder pessoal e sua autoestima se deterioram.

Técnicas de neutralização

Adiante estão algumas das melhores escolhas de Heldmann para reagir. Elas desarmam seus críticos e lhe dão mais força. Se usar essas sugestões, fale de modo sincero, natural e neutro. Evite ser irreverente ou contra-atacar. Além disso, use-as com cautela, já que você jamais sabe como a outra pessoa vai reagir. A mesma técnica, usada de duas maneiras diferentes, pode provocar reações diferentes.

Concorde com parte da afirmação

CRÍTICA: "Estou vendo que você voltou a sair com seus amigos" (dito com reprovação).
RESPOSTA: "É, eu vou sair."

CRÍTICA: "Quando eu tinha a sua idade, jamais iria a um encontro vestida desse jeito."
RESPOSTA: "É, provavelmente não iria" (dito de um jeito amistoso).

CRÍTICA: "Não acredito que você não vai me deixar sair com meus amigos só porque achou um pouco de maconha no meu quarto. Se você não fosse minha mãe, minha vida seria muito melhor."
RESPOSTA: "É verdade, não vou deixar você sair com seus amigos porque você andou fumando maconha."

Concorde com a possibilidade de o crítico ter razão

CRÍTICA: "Eu tive um caso. Grande coisa!"
RESPOSTA: "Algumas pessoas podem achar que não é grande coisa o marido ter tido um caso. Mas eu não sou uma delas."

CRÍTICA: "Como você consegue propor não convidar a sua mãe para a festa? Certo, ela age de modo meio estranho às vezes. Mas mesmo assim é sua mãe!"
RESPOSTA: "É, ela é minha mãe. E algumas pessoas convidariam todos os parentes, sem se importar com a maneira como eles se comportam. Mas eu acredito que a mamãe tem uma escolha em relação a seu comportamento. Se ela vai optar por dizer coisas horrorosas que magoam os outros, não me sinto confortável convidando-a."

Reconheça que o crítico tem uma opinião

CRÍTICA: "As crianças têm que ficar com a mãe, não com o pai. E eu sei que a juíza vai ter essa opinião também."
RESPOSTA: "Dá para ver que você tem opiniões convictas sobre a guarda. A juíza pode ter a mesma opinião que você. Ou talvez não."

CRÍTICA: "Se alguém é borderline, é você, não eu."
RESPOSTA: "Dá para ver que você discorda da opinião do terapeuta, de que você é borderline."

Use humor gentil quando for adequado
CRÍTICA: "Não acredito que você se esqueceu de comprar o carvão! Como a gente vai grelhar o peixe?"
RESPOSTA: "Bom, a gente sempre falou em tentar fazer sushi" (dito sem sarcasmo).

Primeiro, treine essa neutralização das respostas em situações menos ameaçadoras. E, não importa o que aconteça, parabenize-se pelos esforços.

Neste capítulo, fornecemos o embasamento necessário para você fazer mudanças importantes no relacionamento com seu ente querido que sofre de TPB. No próximo, mostraremos como conversar sobre isso com ele. Certifique-se de entender perfeitamente as informações contidas neste capítulo antes de prosseguir.

Você deve entender claramente:

- Os fatores que podem desencadear o comportamento borderline, juntamente com a ideia de que, embora você possa desencadeá-lo, não é culpado por ele.
- Que a pessoa com TPB pode lhe provocar medo, submissão e culpa.
- Como os limites pessoais ajudam nos relacionamentos.
- Quais limites pessoais você gostaria que a pessoa com TPB observasse.
- A inutilidade de discutir seus "direitos" de estabelecer limites – a questão não é sobre "direitos", mas sobre seus sentimentos pessoais em relação a como quer ser tratado.
- As diretrizes para uma boa comunicação.

Adiante, veremos como você pode começar a afirmar, de modo eficaz, suas necessidades para a pessoa borderline.

CAPÍTULO 7

Afirme suas necessidades com clareza e confiança

Eu dizia sem parar à minha esposa quanto eu a amava, que jamais iria abandoná-la, que ela era uma pessoa inteligente e linda. Mas isso nunca era suficiente. Se uma atendente do supermercado encostasse a mão sem querer na minha quando estava me repassando o troco, minha mulher me acusava de flertar. Tentar preencher o vazio emocional que existe dentro de uma pessoa com TPB é como tentar encher o Grand Canyon com uma pistola d'água – a diferença é que o Grand Canyon tem fundo.

– Da comunidade de apoio Welcome to Oz

Você pode reagir a um borderline de duas maneiras básicas: como uma esponja ou como um espelho. É comum que a mesma pessoa reaja dos dois modos – às vezes absorvendo, às vezes refletindo.

Pare de "absorver" e comece a "refletir"

Algumas pessoas absorvem as projeções do ente querido com TPB e também suas dores e sua raiva (agem como "esponja"). Essas pessoas podem ter a ilusão de que estão ajudando. Mas, na verdade, ao não refletir os sentimentos dolorosos da pessoa com TPB de volta para ela (espelhando), estão recompensando-a por usar esses mecanismos de defesa. Isso pode tornar mais provável que o ente querido continue a usá-los no futuro.

As pessoas que agem como esponja dizem que sentem como se tentassem preencher um vazio dentro do ente querido com TPB. No entanto, isso nunca é suficiente, não importa o tanto de amor, carinho ou dedicação que proporcionem. Por isso se culpam e agem de modo mais frenético ainda. Ao mesmo tempo, o borderline sente a dor aterrorizante daquele vazio enorme e exige que o outro aja com mais intensidade e mais depressa para preenchê-lo. Se a pessoa com TPB é do tipo explosivo, ela pode castigá-lo por ser preguiçoso ou indiferente à sua angústia. Se for mais do tipo implosivo, pode implorar, em prantos, que você o ajude a acabar com o sofrimento dela.

Porém, é importante lembrar que essas atitudes não passam de uma distração para impedir que você enfrente a questão verdadeira: o vazio pertence ao borderline, e só quem pode preenchê-lo é ele próprio.

Mantenha o foco e observe seus limites

Não se permita ser apanhado nas acusações, exigências impossíveis e críticas da pessoa com TPB. Em vez de absorver a dor da pessoa, tente:

- Manter seu senso de realidade apesar do que a outra pessoa diz.
- Refletir a dor de volta ao dono de direito: a pessoa com TPB.
- Expressar confiança em que seu ente querido pode aprender a lidar com os próprios sentimentos.
- Oferecer apoio.
- Deixar claro que a pessoa é a única que pode controlar os próprios sentimentos e reações.
- Demonstrar, por seus atos, que existem limites para o tipo de comportamento que você aceitará ou não.
- Comunicar esses limites com clareza e agir de acordo com eles.

Além disso, você pode agir para se proteger e proteger seus filhos – não porque está julgando ou rotulando o comportamento de outra pessoa, mas porque se valoriza e valoriza seus sentimentos. Essas atitudes incluem:

- Afastar-se e proteger seus filhos de uma situação de abuso.
- Deixar a pessoa com TPB assumir a responsabilidade pelos próprios atos.
- Afirmar seus sentimentos e desejos.
- Ignorar xingamentos ou provocações.
- Recusar-se a conversar com uma pessoa furiosa.
- Não permitir que o comportamento público de outra pessoa deixe você sem graça.
- Simplesmente dizer não.

Qual é o seu limite?

Você deve saber qual é o seu limite para diferentes tipos de situação. Pode ser útil pensar no que você faria se outra pessoa, que não seu ente querido com TPB, agisse do mesmo modo com você. Por exemplo: o que você faria se um estranho no supermercado começasse a falar com você tal como seu parente borderline faz? Se você seria capaz de impedir que um estranho o tratasse mal, por que não agir para impedir que seu ente querido faça o mesmo? Se o comportamento do borderline com uma criança preocupa você, que atitude tomaria se a professora do seu filho agisse com ele como seu ente querido faz? O que você acha mais potencialmente prejudicial: o abuso por parte de um professor ou o abuso por parte de um cuidador? Outro modo de pensar nessas questões difíceis é avaliar qual conselho você daria a um amigo ou uma pessoa querida que estivesse na sua situação. Em seguida pergunte a si mesmo se algum desses conselhos se aplica a você.

> Evite as palavras "sempre" ou "nunca". Em vez de pensar que tudo é "assim *ou* assado", pense em outras três alternativas.

Se você descobrir que se sente impotente nessas situações, talvez seja bom trabalhar com um terapeuta maneiras de estabelecer limites pessoais e de implementá-los. Isso deve ajudá-lo em todos os seus relacionamentos, não somente na sua relação com a pessoa que tem TPB.

Estratégias para ajudar você a refletir ou "espelhar" o comportamento borderline

Você pode usar as seguintes estratégias para refletir o comportamento borderline em vez de absorver seus efeitos:

1. **Respire fundo.** Quando estressadas, as pessoas costumam ter uma respiração curta e menos profunda. A reação de luta ou fuga se instala, o que torna mais difícil pensar com lógica. Isso também pode acontecer com a pessoa borderline. Respirar fundo e lentamente pode ajudar você a se acalmar e pensar com lógica em vez de apenas reagir de modo emocional.
2. **Continue enxergando os tons de cinza.** Frequentemente, os entes queridos escolhem usar como mecanismo de defesa a clivagem: ver as coisas em preto e branco. Tenha em mente as sutilezas inerentes a todas as situações. Não seja arrastado para as reações extremadas da pessoa; confie nos seus instintos e forme seus próprios juízos de valor.
3. **Separe seus sentimentos daqueles da pessoa borderline.** Em trechos anteriores, explicamos que as pessoas com TPB costumam usar a projeção para tentar fazer com que os outros assumam os sentimentos delas. Talvez você precise fazer uma verificação constante para determinar quais sentimentos são de quem. Se você começa a se sentir impotente ou com raiva, é porque a outra pessoa está projetando a própria impotência ou a própria raiva em você?
4. **Legitime suas opiniões e mantenha a mente aberta.** A pessoa com TPB pode declarar "fatos" que você sabe que não são verdadeiros ou pode dar opiniões das quais você discorda profundamente. Mas as pessoas borderlines podem ser perceptivas. Assim, considere objetivamente o que ela está dizendo. Se, depois de refletir, você continuar discordando, lembre que sua versão da realidade é tão válida quanto a de qualquer um. Seus sentimentos precisam ser tão legitimados quanto os da pessoa com TPB.
5. **Tenha consciência do momento.** Existem momentos bons e ruins para falar de determinados assuntos. Se, por algum motivo, a pessoa com TPB está se sentindo rejeitada, abandonada ou invalidada por

outros acontecimentos da vida, ela pode reagir intensamente ao que você tem a dizer. Assim, talvez seja bom adiar a conversa para um momento mais calmo.
6. **Tenha consciência do seu humor.** Se você está se sentindo vulnerável, solitário ou triste – ou até mesmo cansado ou com fome –, talvez seja bom esperar até sentir-se mais forte.
7. **Lembre que você pode escolher como se sente.** A escolha de como você se sente depende em grande parte de si mesmo. Por exemplo, se sua filha diz "Você é a pior mãe do mundo", você pode optar por acreditar e, então, sentir culpa ou pode despersonalizar essas palavras por saber que não são verdadeiras.

Reconheça antes de contestar

As pessoas com TPB podem inconscientemente revisar a própria versão dos fatos para que se ajustem aos sentimentos delas em relação a uma determinada situação. Ainda que seja tentador discutir os fatos com seu ente querido, isso negligencia a verdadeira raiz do problema: os sentimentos dele. Considere o seguinte exemplo de como abordar os sentimentos da pessoa borderline sem concordar ou discutir com a versão que ela apresenta dos fatos.

Fato: De vez em quando Cynthia, mãe de Jessie, uma adolescente com TPB, toma uma taça de vinho à noite ao receber a visita de uma amiga.

Sentimentos: Quando Cynthia recebe as amigas em casa, Jessie se sente ignorada, deprimida e com raiva.

Os "fatos" de Jessie: Por causa da vergonha e da clivagem, Jessie não assume a responsabilidade por seus sentimentos negativos. Em vez disso, acusa a mãe de provocá-los, se convencendo de que Cynthia tem um problema com álcool. Para Jessie (e para outras pessoas com TPB), se uma explicação *parece* certa, ela *está* certa. Os fatos que não se ajustam às teorias da pessoa borderline podem ser negados ou ignorados.

Se Jessie acusa a mãe de ser alcoólatra e Cynthia começa imediatamente a se defender (uma reação natural), Jessie interpreta da seguinte maneira: "Você está errada e é uma pessoa má por se sentir assim." Então a filha ficará com mais raiva ainda por ter seus sentimentos invalidados. Além disso, a verdadeira questão – o sentimento de abandono de Jessie – não seria mencionada. E nada seria resolvido.

Se abordar os sentimentos de Jessie antes de discordar dos fatos que ela apresenta, Cynthia poderá compartilhar sua versão da realidade num momento em que Jessie estiver mais aberta a ouvi-la. No exemplo seguinte, perceba como Cynthia deixa que a filha expresse totalmente seus sentimentos antes de apresentar os fatos como ela os vê. Cynthia não começa dizendo se é alcoólatra ou não, porque isso seria lidar com fatos. No mundo borderline de Jessie, os sentimentos são as únicas coisas importantes nesse momento.

Jessie: (*com raiva*) Você ficou horas bebendo aqui na varanda com suas amigas, sua bêbada!

Cynthia: Você parece nervosa e chateada.

Jessie: Pode apostar! Como você se sentiria se sua mãe fosse alcoólatra?

Cynthia: (*com sinceridade*) Não gostaria nem um pouco. Ficaria com medo e preocupada achando que ela não conseguiria cuidar de mim. É assim que você se sente?

Jessie: Só estou com raiva! Amanhã vou ligar para o conselho tutelar. Vou contar que a minha mãe fica largada e bêbada dentro de casa o dia inteiro.

Cynthia: Ninguém ia querer uma mãe largada e bêbada em casa o dia inteiro. Parece que é isso que você acha que eu faço. Você pode ter seus sentimentos e suas opiniões, mas eu vejo as coisas de um modo diferente e também tenho direito aos meus sentimentos e às minhas opiniões. Do meu ponto de vista, eu fico o dia todo muito ocupada e raramente bebo. E quando bebo não chego a ficar bêbada. Agora mesmo não estou bêbada e acho que não estou agindo feito bêbada.

Jessie: Você bebeu demais. Está parecendo o vovô quando bebe. Por que você precisa receber suas amigas aqui em casa? Eu odeio

	as suas amigas! Elas não passam de um bando de vacas metidas a besta.
Cynthia:	Sei que você não gosta das minhas amigas. Você tem direito à sua opinião sobre elas. A gente não precisa sempre gostar das mesmas pessoas.
Jessie:	Não entendo por que elas precisam vir aqui o tempo todo.
Cynthia:	Sei que, para você, parece que elas estão aqui o tempo todo. Na verdade, fazia várias semanas que eu não via Ronnie e Marta. Eu me divirto com elas e também me divirto com você quando vamos às compras e fazemos coisas juntas. Como ontem, quando fomos pegar o seu vestido do baile de formatura e paramos para comer hambúrguer com milk-shake. Foi divertido, lembra?
Jessie:	*(mais calma)* É. Mas eu queria que você não tivesse que beber com elas.
Cynthia:	*(compreensiva)* É, sei que você não gosta.

Perceba que Cynthia reflete os sentimentos de Jessie sem concordar que beber é o mesmo que ficar bêbada. Claro que é frustrante ser vítima de acusações loucas que não fazem o menor sentido. Não é justo. Cynthia poderia ter se retirado para o quarto, se mordendo de raiva, com um nó na garganta, ou poderia desejar que a filha fosse morar em outro lugar, mas conseguiu conversar com ela sobre seu verdadeiro problema. Além disso, expressou suas opiniões e observações sem invalidar as de Jessie. Isso é um grande feito.

Nesse tipo de situação, é útil lembrar os níveis de desenvolvimento que você aprendeu no Capítulo 3. Jessie parece uma jovem adulta. Ela fala como uma jovem adulta. Mas, emocionalmente, é uma criança pequena e vulnerável que se sente abandonada por uma mãe que ela acredita que não se importa com sua existência. Porém, em vez de chorar chamando a mamãe, como uma criancinha faria, Jessie grita e ameaça. Seus sentimentos infantis provocam consequências adultas muito reais. Essa é a natureza do borderline. Você pode tornar as coisas mais difíceis para si mesmo se esperar um comportamento adulto por parte de alguém que no momento é incapaz disso, ou censurar os próprios sentimentos negativos e se castigar por tê-los.

> Espere o inesperado. Aceite seus sentimentos como eles são e saiba que são normais para quem está na sua situação. Enxergue para além do exterior da pessoa com TPB e perceba que, naquele momento, talvez ela não seja capaz do que a maioria das pessoas considera um comportamento "normal".

Prepare-se para a discussão

Você pode e deve se preparar para conversar sobre seus limites pessoais com a pessoa borderline. Aqui vão alguns exemplos de como comunicar seus limites:

- **Seja específico.** "Eu gostaria que você me respeitasse mais" não é claro. O que exatamente significa "respeito" e como você sabe que está sendo respeitado? "Eu gostaria que você parasse de me culpar pelas suas doenças" é algo específico e mensurável.
- **Comunique um limite de cada vez.** A pessoa com TPB pode estar tratando você de várias maneiras que você considera intoleráveis. Mas pedir que ela pare de culpá-lo por todos os problemas, que pare de levantar a voz e de xingá-lo pode ser muita coisa para ela processar de uma vez. Escolha uma das opções para começar.
- **Comece com as coisas mais fáceis.** Dizer à pessoa que pare de xingar você pode ser mais simples do que pedir que ela pare de culpá-lo. Começar com algo mais fácil pode aumentar suas chances de sucesso e aumentar sua confiança.
- **Treine com um amigo.** Ensaie a situação com um amigo. Faça isso algumas vezes, sempre mudando as reações da pessoa que tem TPB. Não precisa ter pressa, demore o tempo que for preciso para pensar e reagir, tanto durante o ensaio quanto no acontecimento real. As coisas irão se acertar e ficarão mais fáceis. Só leva tempo.
- **Pense nas recompensas.** A manutenção da sua integridade pessoal leva a sentimentos de força, respeito próprio, confiança, esperança e orgulho.

Determine qual é sua realidade e se atenha a ela

Frequentemente a verdade não é muito clara. Muitos dos nossos entrevistados que amam alguém com TPB contaram que tinham dificuldade para confiar nas próprias percepções da realidade porque o ente querido era convincente demais, garantindo que estava certo e que o entrevistado estava errado.

Vejamos Sara e sua mãe, Maria, que é borderline. Sara avisa à mãe que, quando ela começar a culpá-la e criticá-la durante uma ligação, vai desligar o telefone. Além disso Sara limita o número de vezes por semana que sua mãe pode lhe telefonar.

"Eu jamais faria isso com minha mãe!", reage Maria rispidamente. "Como você pode se recusar a falar com a própria mãe? Como pode magoar meus sentimentos assim? Como é que eu pude criar uma filha tão ingrata e egoísta?"

O pai de Sara, George, concorda. Ele chama a filha de lado e diz: "Sua mãe é assim, Sara. Ela não pode evitar. Seja uma boa filha e ajeite as coisas com ela."

Sara se sente confusa. Será que está sendo má e egoísta? Será que tem obrigação de continuar ao telefone, mesmo sentindo um aperto horrível no peito quando a mãe a xinga?

Quando a pessoa com TPB ou outros ao redor reagem mal, você precisa se lembrar de que tem direito a todas as suas opiniões, todos os seus pensamentos e sentimentos. Bons ou maus, certos ou errados, eles fazem parte de você. Além disso, você precisa ter em mente os limites pessoais que estabeleceu.

Como afirmar suas declarações de realidade

Se Sara decidir debater com os pais sobre qual a etiqueta adequada ao telefone, ela estará evitando a verdadeira questão: sendo adulta, ela é responsável por suas escolhas sobre como quer ser tratada.

Sara diz: "Pai, sei que você tem opiniões diferentes sobre eu pedir que a mamãe observe meus limites para os telefonemas. Entendo que vocês dois podem fazer as coisas de modo diferente. Mas eu não sou você, sou eu. E, para me respeitar e respeitar meus sentimentos, preciso limitar os telefonemas a uma vez por semana e não quero ficar ouvindo críticas e acusações que me deixam mal."

As declarações de realidade ajudam você e a pessoa com TPB a encontrar os tons de cinza entre o preto e o branco da sua "verdade" e da verdade dela. Vocês podem negociar. Por exemplo, Sara e a mãe podem concordar em fazer duas ligações por semana em vez de uma.

Devolva a responsabilidade
Assim que tiver feito sua declaração de realidade, você deve transferir a responsabilidade pelos sentimentos e ações da pessoa com TPB de volta para ela. Pode dizer que você a apoia, mas que em última instância ela é a única responsável por sentir-se melhor.

Mesmo se a pessoa admite que tem transtorno da personalidade borderline, geralmente não é recomendável fazer essa transferência falando sobre o diagnóstico. Isso pode ser enxergado como desconsideração e desrespeito.

Aqui vai um modo mais positivo de transferir, usando o exemplo de Sara e sua mãe: "Sei que você discorda dos meus limites em relação ao telefone, mãe. Dá para ver que você fica chateada porque eu tenho sentimentos sobre as coisas negativas que você me diz quando conversamos pelo telefone. Espero que você perceba que ainda quero conversar com você, mas não se você ficar me criticando e me culpando. Gosto de você e quero ter notícias suas, mas quero ser tratada com respeito."

Compartilhe a responsabilidade

Digamos que sua filha com TPB esteja chateada porque você se esqueceu de pegar um livro na biblioteca para ela, como tinha prometido. Mas a reação dela é desproporcional. Ela afirma que você "sempre" esquece esse tipo de favor, que deve ter esquecido porque não está nem aí pra ela e que você preferiria que ela morresse.

Nesse caso, talvez seja bom compartilhar a responsabilidade em vez de simplesmente devolvê-la. Enquanto lê isto, lembre que você já passou pelo processo de prestar atenção, entender completamente e assim por diante.

Você pode dizer o seguinte: "Sei que você está muito magoada e com raiva porque eu me esqueci de pegar o livro. E você disse que acha que eu 'faço isso o tempo todo' e que 'isso significa que não amo você'. Posso tentar compensar o esquecimento do livro pedindo desculpas e me oferecendo para pegar amanhã – como aconteceu uma vez. E posso falar das ocasiões em que me lembrei de fazer favores para você. E posso dizer que eu te amo, e amo mesmo, muito. É só isso que posso fazer agora. Não posso mudar o passado nem fazer com que você acredite no meu amor. Sei que ficou magoada e que está com raiva. Você pode continuar pensando no ocorrido ou pode tentar se acalmar, aceitar meu pedido de desculpas e ver aonde a gente pode ir, a partir daqui."

Se você cometeu um erro e a pessoa com TPB está chateada, você deve compartilhar a responsabilidade.

Desenvolva habilidades de comunicação

Quando a pessoa com TPB não estiver agitada, você pode abordar os temas aprofundando ainda mais do que Cynthia fez com Jessie e tentar esclarecer e até mesmo resolver os problemas. Quando estiver nesse tipo de discussão, é essencial que, na sua vez de ouvir, você ouça de verdade. Aqui vão algumas dicas:

- Não pense no que você vai dizer.
- Não fique na defensiva nem se desligue da pessoa, mesmo se ela estiver acusando-o de coisas que você jamais fez ou disse. Mais tarde você terá chance de falar sobre isso.
- Preste atenção nas palavras, na linguagem corporal, nas expressões e no tom de voz da pessoa. Isso o ajudará a legitimar os sentimentos dela. Nem sempre as pessoas com TPB estão a par das próprias emoções, e ao prestar atenção você pode ouvir além das palavras e detectar sentimentos subjacentes.

Também é importante que você entenda totalmente o que incomoda a pessoa com TPB. Às vezes ela dirá alguma coisa ou acusará você de algo que não faz sentido. É fácil ficar frustrado e com raiva, o que simplesmente piora a situação se ela se sente desvalorizada e incompreendida.

> Lembre que você e a pessoa com TPB podem não estar falando a mesma língua. Tente permanecer calmo e pedir gentilmente que ela esclareça o que quer dizer.

Aqui vai um exemplo de como entender melhor a pessoa com TPB: nesta conversa entre Tara e Cory, não importa quão chateada ela fique, ele permanece calmo e controlado.

Tara: Sei que você está tendo um caso.

Cory: (surpreso) Por que você acha isso?

Tara: Porque você não me ama mais, você nunca me amou e quer me abandonar.

Cory: Epa, uma coisa de cada vez. Por que você duvida do meu amor?

Tara: Para começo de conversa, você não passa tempo suficiente comigo.

Cory: Você disse que eu não passo tempo suficiente com você. Dá para explicar o que isso significa?

Tara: Você sabe o que isso significa!

Cory: Acho que não sei. Mas quero entender. Pode me ajudar?

Tara: No sábado passado você foi com seus amigos ao cinema e não me levou.

Nessa situação, pedir que Tara explicasse melhor deu a Cory algumas informações muito necessárias. Se ele tivesse reagido negando de imediato o caso extraconjugal, os dois provavelmente teriam brigado sem descobrir o problema verdadeiro: o medo do abandono por parte de Tara, provocado pela saída de Cory com os amigos.

Legitime as emoções do seu ente querido

Se você quer que a conversa facilite a mudança, precisa legitimar as emoções do seu ente querido. Isso combina as habilidades de parafrasear e de audição reflexiva que você aprendeu no Capítulo 6.

LYNN
Quando finalmente comecei a fazer terapia, foi como um milagre ter permissão de experimentar meus sentimentos e saber que eles eram reações saudáveis e inteligentes, dada a situação em que eu estava. Minha família vinha dizendo que eu não deveria me sentir daquele jeito, o que me deixava com mais raiva e mais chateada.

Os sentimentos da pessoa com TPB podem não fazer sentido para você, mas para ela fazem, sim. Aqui vão algumas diretrizes para abordá-los:

- Não julgue os sentimentos da pessoa, não os negue, não considere que são triviais nem discuta se você acha que eles são "justificados" ou não.
- Reformule os sentimentos da pessoa com TPB; tente aprofundar mais, buscando sentimentos que talvez não sejam tão óbvios.
- Pergunte à pessoa se suas percepções estão corretas.
- Mostre à pessoa com TPB que você está ouvindo o que ela diz.
- Evite parecer paternalista ou condescendente, caso contrário a pessoa pode ficar com raiva porque parece que você não está levando a sério as preocupações dela.

Esta conversa demonstrando legitimação é uma continuação da que vimos entre Tara e Cory:

Tara: No sábado passado você foi ao cinema com seus amigos e não me levou.

Cory: Você parece realmente chateada e com raiva, não só porque fui ao cinema com meus amigos mas também porque acha que eu não te amo. Dá para ver isso, pelo seu tom de voz e pela sua expressão. Tara, eu entendo que seja perturbador você achar

	que eu não te amo mais. Se fosse verdade, seria mais do que perturbador: seria insuportável. Você está magoada e triste?
Tara:	Estou!

Expresse suas declarações de realidade

Depois de ter legitimado os sentimentos da pessoa querida, declare qual é a "sua realidade". Nesse exemplo, a realidade de Cory é simples: ele sabe que perguntou a Tara se ela queria ir ao cinema e ela disse que não. E sabe que realmente a ama. Nesse caso, ele poderia dizer: "Tara, é verdade que eu saí com meus amigos. Você não quis ir, por isso fui sem você. Foi muito divertido, gosto de estar com meus amigos. Mas isso não significa que eu não ame você. Amo, na verdade amo demais."

Algumas declarações de realidade serão factuais (por exemplo: "Quando eu disse que senti o cheiro de alguma coisa queimando, não estava comentando sobre a sua comida. Só estava notando um cheiro de queimado"). Outras refletirão suas opiniões (por exemplo, "Não acredito que querer ir ao cinema com os amigos seja uma coisa egoísta. Mesmo quando duas pessoas são casadas, acho que é bom que ambas tenham amigos e interesses diferentes").

Expresse com clareza suas declarações de realidade. A pessoa com TPB pode tentar discutir sobre quem está "certo", ou de quem é a "culpa". Algumas dessas discussões podem ser ilógicas. Por exemplo, uma mulher com TPB afirmou que dar socos e chutes no marido era justificado, porque ele a havia chamado de "violenta". Resista à tentação de justificar, explicar demais ou discutir. Apenas permaneça focado na sua mensagem. Por exemplo, uma resposta adequada a uma acusação seria: "Sei que você se sente assim, mas eu vejo as coisas de modo diferente." Repita isso quantas vezes for necessário.

Peça mudanças

Assim que você souber quais são seus limites, é hora de comunicá-los. Mas, antes disso, tenha clareza em relação ao que você pode – e ao que não pode – pedir razoavelmente.

É razoável pedir que a pessoa com TPB mude o próprio comportamento. É provável que seu ente querido se comporte com você de um modo diferente de como age diante dos amigos, quando está em público ou no trabalho. Se a pessoa com TPB consegue controlar o comportamento em algumas circunstâncias, é provável que possa controlar em outras.

Claro, a pessoa com TPB pode precisar de auxílio para mudar de atitude. Se ela procurar ajuda, terá muito mais facilidade para respeitar seus limites. Mas, como você sabe, essa é uma decisão que ela terá de tomar por si mesma.

Mas, ainda que seja razoável pedir que alguém mude o próprio comportamento, não é razoável dizer a outra pessoa como ela deve se sentir. Em outras palavras, você pode pedir que seu ente querido não grite com você, mas não pode dizer a ele que não deveria ficar com raiva. Você pode pedir que seu ente querido não lhe telefone mais de duas vezes por dia, mas não pode dizer a ele que não deveria se sentir sozinho e em pânico quando você não estiver por perto. Afinal, se as pessoas com TPB pudessem mudar o que sentem usando apenas a força de vontade, já teriam feito isso!

Em *A ciranda do amor e do ódio*, Harriet Goldhor Lerner escreve:

> A maioria de nós quer o impossível. Queremos controlar não apenas nossas decisões e escolhas mas também as reações dos outros a elas. Não queremos apenas fazer uma mudança; queremos que a outra pessoa goste da mudança que fazemos. Queremos passar para um nível mais elevado de assertividade e clareza e depois receber elogios e reforços das mesmas pessoas que nos escolheram em razão do nosso jeito antigo e familiar.

Comunique seus limites

Escolha um bom momento para conversar com seu ente querido borderline, ou seja, quando vocês dois estiverem centrados e bem-humorados. Quando as coisas estão indo bem, talvez você não queira puxar assuntos difíceis por temer estragar o clima, então você precisará superar essa vontade de "não mexer em time que está ganhando".

Marsh M. Linehan, pesquisadora do TPB, desenvolveu um estilo de comunicação conhecido como DEAR, que significa *descrever, expressar, afir-*

mar e *reforçar*. Adiante estão os passos para explicar seus limites pessoais e como você pode usá-los:

Descrever
Descreva a situação como você a vê, sem exageros, julgamentos ou explicações sobre como se sente. Seja o mais objetivo e específico que puder. Pode ser útil fingir que você é uma câmera de vídeo capturando a ação exatamente como ela acontece. Não use palavras ou frases críticas ou carregadas. Não diga que conhece as motivações e os sentimentos internos da pessoa, ainda que você possa dizer que "parece que" a pessoa estava chateada, com raiva e assim por diante.

Por exemplo, você pode dizer: "Ontem nós estávamos voltando das férias, de carro. Mais ou menos na hora do almoço, começamos a conversar sobre quando iríamos parar para comer, e naquele momento você começou a falar comigo com raiva, elevando cada vez mais o tom de voz. Você parecia muito chateado com alguma coisa que tinha acontecido no dia anterior. Depois de uns dez minutos, perguntei se a gente poderia continuar aquela conversa em outra hora. Então você continuou a gritar comigo. Depois de vários minutos, perguntei de novo se poderíamos conversar sobre aquilo quando chegássemos em casa, aí você se recusou, me xingou e me ofendeu com palavrões."

Expressar
Expresse com clareza seus sentimentos e opiniões sobre a situação. Assuma a responsabilidade pelos seus sentimentos. Não diga: "Você me deixou assim." Em vez disso diga: "Eu fiquei assim." Talvez você precise pensar um pouco, antes, para identificar quais são suas emoções exatas.

Por exemplo, você pode dizer: "Quando você estava gritando comigo, eu me senti muito mal. Fiquei com medo porque não sabia o que você poderia fazer ou dizer em seguida. E me senti impotente porque não tinha pra onde ir, porque a gente estava no carro. Fiquei triste porque você estava com raiva de mim. E, quando pedi que você parasse e você não parou, fiquei furiosa porque você não estava me respondendo. Também me preocupei com nosso filho, no banco de trás, e fiquei aflita pensando em como ele estava sendo afetado pela discussão."

> Para a pessoa com TPB, é muito difícil entender que você pode estar com raiva ou chateado com ela e ainda amá-la. Talvez seja bom deixar claro que, ainda que haja alguma coisa incomodando, você ainda gosta dela profundamente.

Afirmar

Afirme quais são seus limites, simplificando-os. De novo, explique que você decidiu impor esse limite não porque ele é certo, esperado, normal ou porque indica como a outra pessoa "deveria" agir. Em vez disso, você deseja estabelecê-lo porque é sua preferência pessoal, é como você gostaria de ser tratado, e é um comportamento que deixa você confortável.

Por exemplo, você pode dizer: "Eu me importo com seus sentimentos e quero resolver nossas dificuldades. Quando as coisas ficam intensas e a gente começa a gritar um com o outro, talvez eu precise parar a conversa e voltar a ela mais tarde, quando nós dois estivermos mais calmos. Preciso disso para me sentir melhor."

De novo, a pessoa com TPB pode tentar atrair você para uma discussão sobre o que está certo ou errado, ou sobre quem é culpado de quê. Mais uma vez, resista à tentação de justificar, explicar demais ou discutir. Ouça com atenção e repita: "Eu ouvi o que você está dizendo e entendo que você ache que é tudo minha culpa. Mas eu vejo as coisas de um modo diferente. Minha posição firme é que esse tipo de comportamento comigo é inaceitável e quero que ele pare."

> Explique que você estabeleceu um limite porque essa é a sua preferência pessoal, é como você gostaria de ser tratado e é um comportamento que deixa você confortável.

Reforçar

Reforce os benefícios dos seus limites, se for adequado. Explique os efeitos positivos de obter aquilo de que você precisa. Se for adequado, ajude a pessoa com TPB a enxergar também os efeitos negativos do *status quo*. Por exemplo, você pode dizer: "Quando retomarmos a conversa, eu posso estar numa condição melhor de ouvir suas preocupações porque vou me sentir mais calmo e mais centrado. E não vamos ficar presos em conversas raivosas que não resolvem nada e acabam deixando nós dois chateados."

Não ameace seu ente querido numa tentativa de controlar o comportamento dele. Por exemplo, digamos que você e a pessoa com TPB estejam na festa de 85 anos da sua avó. Ela percebe que todo mundo está muito bem-vestido e fica furiosa porque você se vestiu informalmente, com bermuda e uma camiseta desbotada. Ela grita com você, xingando-o de desleixado na frente de todo mundo. Uma reação natural – mas inútil – seria dizer num tom raivoso: "Se você não parar agora mesmo, vou embora!"

Em vez disso, deixe claro que você não está agindo contra a outra pessoa, está agindo por si mesmo. Por exemplo: "Eu me sinto muito mal quando você grita comigo, especialmente na frente dos outros. Isso me deixa com raiva e impotente. Estou pedindo que você pare com isso agora mesmo, para que a gente possa continuar se divertindo na festa." Talvez você precise afirmar seus desejos e reforçar as consequências positivas mais de uma vez (por exemplo, "para que a gente possa continuar se divertindo").

> Não ameace a pessoa querida numa tentativa de controlar o comportamento dela. Em vez disso, deixe claro que você não está agindo contra ela; está agindo por si mesmo. Talvez você precise afirmar seus desejos e reforçar as consequências positivas mais de uma vez.

Talvez também seja bom mostrar as consequências negativas: "Se você não parar, terei que sair daqui, dar um tempo." Em seguida, se a pessoa com TPB não mudar de atitude, cumpra essa promessa.

Esteja preparado para contra-ataques
Quando uma pessoa abre mão da luta ineficaz e faz afirmações claras sobre suas necessidades, seus desejos e suas crenças, geralmente a outra muda o comportamento. Isso acontece em todos os relacionamentos. No entanto,

quando uma das pessoas é borderline, é crucial prever o modo como ela pode reagir às mudanças que você está fazendo.

As pessoas com TPB tentam administrar a dor por meio das interações com os outros. Como explicamos, a raiva, as projeções, críticas, acusações e outros mecanismos de defesa podem ser tentativas de levar você a sentir a dor no lugar delas. Quando você redireciona afirmativamente a dor de volta para a pessoa borderline para que ela possa enfrentá-la, está violando um contrato que não sabia que tinha assinado. Sem dúvida, a pessoa com TPB achará isso perturbador. Provavelmente vai contra-atacar. Isso é um ato programado para restaurar as coisas à sua condição anterior. Os contra-ataques também podem ajudar as pessoas a justificar seus atos, tanto para si mesmas quanto para você. Esse elemento é fundamental porque parece tornar a chantagem aceitável – até mesmo nobre. Sua capacidade de suportar esses contra-ataques determinará o rumo do relacionamento.

Segundo Harriet Lerner, as pessoas reagem ao estabelecimento de limites em três passos previsíveis e sucessivos: discordância leve, discordância intensa e ameaças. (Mas saiba que a pessoa com TPB pode ir direto para as ameaças.) Na discussão que faremos agora desses passos, vamos nos concentrar na discordância leve e na intensa. No Capítulo 8 discutiremos as ameaças à segurança.

Como reagir à discordância leve
Algumas táticas de contra-ataque discutidas por Susan Forward e Donna Frazier em *Chantagem emocional* são:

- **Inversão.** O chantagista emocional diz que as motivações dele são puras e honradas e que as suas são dissimuladas, inescrupulosas e egoístas. (É comum que pessoas queridas que estabelecem limites sejam transformadas em pessoas "más".)
- **Rotulação.** O chantagista xinga você com palavrões que reforçam o ponto de vista "invertido" dele e prejudicam seu senso de realidade. Na verdade, muitos desses xingamentos são projeções.
- **Patologização.** O chantagista tenta convencê-lo de que você não está somente agindo como alguém mau: você é mau (ou doente, lesado,

louco, etc.). Quanto maior o que estiver em jogo, mais provável é que isso aconteça. Muitas pessoas que entrevistamos contaram que seu ente querido com TPB as acusou de serem borderlines.
- **Recrutamento de aliados.** O chantagista pede que outras pessoas pressionem você. Isso parece ser mais comum quando o borderline é um dos pais. Em um caso, a mãe com TPB apareceu na casa da filha com quatro parentes para apoiá-la.

Ao reagir, é importante permanecer longe das discussões sobre seus limites serem certos ou errados. Aqui vão algumas respostas simples para algumas afirmações típicas:

Pessoa com TPB: Você é malvado (egoísta, etc.) por me pedir isso.
Ente querido: Sei que você acha que eu sou uma pessoa má, mas me sinto bem em relação a mim mesmo e sinto orgulho de me respeitar a ponto de estabelecer esse limite.
Pessoa com TPB: Você deve me odiar.
Ente querido: Não, não odeio. Na verdade, gosto tanto de você que quero que trabalhemos juntos para melhorar nosso relacionamento. Além disso, gosto de mim e me respeito, por isso estou puxando esse assunto.
Pessoa com TPB: Você é manipulador e controlador.
Ente querido: Sei que você acha que eu sou manipulador e controlador. Acho que é sua função fazer escolhas e decidir como quer agir. E é minha função pensar no que me deixa confortável ou não. Eu pensei bastante, e isso é muito importante para mim e para minha autoestima.
Pessoa com TPB: Não é pra tanto.
Ente querido: Talvez, no meu lugar, você não se sentisse assim. Somos pessoas diferentes e cada uma tem suas crenças, seus sentimentos e opiniões. Estou pedindo que você respeite meus sentimentos, mesmo que não sejam iguais aos seus.
Pessoa com TPB: Você é o filho. Eu sou a mãe (ou o pai).
Ente querido: Sou seu filho, mas não sou mais um menininho. Sou adulto e é hora de tomar minhas decisões baseadas nos meus sentimen-

tos e nas minhas crenças. Você pode até não concordar, é um direito seu. Mas é meu direito agir de maneira a me respeitar.

Aqui vão outras respostas não argumentativas:

- A decisão é sua.
- Eu gostaria de conversar sobre isso mais tarde, quando as coisas estiverem mais calmas.
- Preciso pensar mais nisso.
- Não existe vilão nesta história. A gente só vê as coisas de modo diferente.
- Não estou disposto a assumir mais de 50% da responsabilidade.
- Sei que você não gosta disso, mas essa questão não é negociável.
- Sei que você quer uma resposta agora, mas preciso de tempo para pensar.
- Não quero ficar no meio. Você precisa resolver isso com ela.

Como reagir à discordância intensa
Quando a pessoa com TPB aumenta a intensidade das reações, a mensagem implícita é: "Você está tirando meu método de enfrentamento e eu não suporto esses sentimentos. Então volte a ficar como estava!" Se a pessoa borderline já gritou antes, agora ela pode ter um ataque de fúria descontrolada. Se antes ela o acusou de ser egoísta, agora pode chamá-lo de a pessoa mais egocêntrica e controladora do mundo. Se enfrentou a situação usando violência – contra si própria ou contra outros –, a violência pode ficar mais séria. No Capítulo 8 falaremos sobre como se proteger da violência.

Lembre que os contra-ataques são normais

É importante lembrar que os contra-ataques não são um sinal de que o que você fez estava errado ou não funcionou. Eles significam que você pediu à pessoa com TPB que fizesse uma coisa difícil. E ninguém gosta de fazer coisas desconfortáveis.

É possível que, com o tempo, o fato de você ter estabelecido limites leve a pessoa com TPB a olhar para si mesma e a decidir procurar ajuda. Ou ela pode desvalorizá-lo, acusá-lo de abandoná-la e dizer que nunca mais quer vê-lo. Ou, ainda, pode tomar essas duas atitudes.

Independentemente do que aconteça, o mais provável é que as coisas acabassem tal como acabaram mesmo. Suas ações podem ter apenas acelerado o ritmo dos acontecimentos.

Persistência

Se seus limites não forem respeitados

Se você deseja que seu ente querido borderline mude, precisa estar disposto a também fazer algumas mudanças, caso ele não respeite seus limites. Pense em possibilidades, não no que você acha impossível ser feito. Seja criativo. Aqui vão algumas sugestões:

- Você pode mudar de assunto ou se recusar a discuti-lo.
- Você pode sair da sala ou desligar o telefone.
- Você pode mudar o número do seu telefone ou trocar as fechaduras.
- Você pode ir para o quarto e fechar a porta.
- Você pode evitar ficar sozinho com a pessoa, e só aceitar sua presença se houver uma terceira pessoa junto.
- Você pode se recusar a ler as mensagens ou os e-mails da pessoa. Você pode mudar seu endereço de e-mail.
- Você pode parar o carro ou se recusar a andar de carro com a pessoa.
- Você pode dizer "não" com firmeza, sem mudar de ideia.
- Você pode pedir ajuda a um terapeuta ou aos amigos, mesmo que seu ente querido com TPB não queira que você faça isso.
- Você pode ligar para uma linha direta de apoio ou para um abrigo.
- Você pode ligar para a polícia e pedir uma medida protetiva.
- Você pode parar de ver a pessoa por um tempo ou romper totalmente o relacionamento.
- Você pode encontrar lugares alternativos para uma criança ficar (por exemplo, um abrigo, a casa de um parente distante, etc.).
- Você pode agir para proteger as crianças de situações abusivas (por

exemplo, tirando-as de casa quando seu ente querido tiver um ataque de fúria, denunciando abuso infantil e procurando obter a guarda).

Naturalmente seu ente querido com TPB classificará todas essas ações como abandono. Por isso você precisa deixar claro, gentilmente, que não está agindo contra a pessoa, mas a favor de si mesmo. Explique que seus limites são essenciais para a saúde do relacionamento e que você está pedindo ao ente querido que os respeite, para que você possa continuar com ele por muito tempo.

A consistência é o segredo

Dentro do razoável, sugerimos que você sempre use de gentileza para indicar seus limites, mesmo quando estiver cansado ou quando preferir evitar uma briga. Talvez você nem sempre possa agir imediatamente, mas não deixe pra lá um comportamento inaceitável, caso contrário isso pode até reforçá-lo. De novo, a preparação é fundamental. Pense nos "e se" e, se puder, decida antecipadamente quais passos dará em cada caso.

Tenha cautela e procure ajuda

O TPB é um transtorno grave. É fundamental buscar ajuda de um profissional da saúde competente se houver algum motivo para você acreditar que os contra-ataques podem ser sérios a ponto de você não conseguir lidar com eles sozinho. Aqui vão algumas sugestões específicas sobre como obter auxílio:

- **Consulte um profissional qualificado.** Se houver crianças envolvidas, sugerimos enfaticamente que você consulte um profissional da saúde mental qualificado para entender como protegê-las da melhor maneira possível em situações difíceis. É essencial que seja alguém que conheça o TPB e questões envolvendo menores. Se as recomendações dessa pessoa forem contra os seus instintos, é bom procurar uma segunda opinião. Afinal, cada pessoa com TPB é diferente, bem como cada criança é de um jeito.

- **Busque aconselhamento jurídico, se necessário.** Se você é um pai ou uma mãe que esteja às voltas com questões de visitas, guarda ou acusações falsas, converse com um advogado que entenda de transtornos da personalidade antes de tomar qualquer atitude intempestiva. É fundamental que a pessoa que você consulte já tenha lidado com situações desse tipo e que tenha obtido sucesso na causa.

> Mantenha seus limites todas as vezes – mesmo quando estiver cansado ou quando preferir evitar uma briga.

- **Prepare-se emocionalmente.** Se a pessoa com TPB for um dos seus pais e você sofreu abusos físicos ou emocionais na infância, sugerimos que trabalhe com um profissional da saúde mental, para se certificar de que está emocionalmente preparado para pedir que a pessoa observe os seus limites e para enfrentar qualquer reação que ela tenha.

Quaisquer que sejam as circunstâncias, você vai precisar de muito amor, apoio e legitimação enquanto se posiciona. Algumas pessoas importantes na sua vida podem ser capazes de apoiá-lo, então peça ajuda a elas. Outras, por sua vez, podem discordar dos seus atos por acharem que eles ameaçarão também o relacionamento delas com o borderline, ou mesmo por acreditarem que as coisas não deveriam ser assim. Isso é normal. Aceite que todos têm o direito de ter as próprias opiniões e expresse o desejo de manter seu relacionamento com elas separado do seu relacionamento com a pessoa que tem TPB.

Avalie seu sucesso considerando o que você pode controlar

Durante uma conversa, você não tem como controlar a reação da pessoa com TPB. Assim, avalie seu sucesso usando os fatores que você *pode* controlar. Pergunte-se:

- Você reagiu como adulto, não como criança?

- Você agiu de um modo que demonstra respeito próprio?
- Você foi claro em relação ao seu posicionamento?
- Você permaneceu focado, mesmo que a pessoa com TPB tenha tentado tirá-lo do sério?
- Você permaneceu calmo e controlado?
- Você se recusou a ser atraído para uma discussão sem solução?
- Você levou em conta os sentimentos da outra pessoa, mesmo que ela não tenha demonstrado a mesma consideração?
- Você manteve um contato firme com sua realidade ao mesmo tempo que manteve a mente aberta em relação às preocupações da pessoa com TPB?

Se você foi capaz de responder com um sim a qualquer dessas perguntas, pode se parabenizar.

Neste capítulo, abordamos muitas coisas. Não tente absorver tudo de uma vez. Neste momento, pode parecer quase impossível – mas você pode mudar o modo como interage com a pessoa que sofre de TPB. Apenas se lembre dos seguintes pontos fundamentais:

- Você está afirmando seus limites em benefício da saúde a longo prazo do relacionamento – não somente para si mesmo.
- Seja um espelho, não uma esponja.
- Permaneça focado. Não deixe a pessoa com TPB distraí-lo dos seus objetivos de comunicação.
- Sinta-se bem em relação aos passos que deu. Você percorreu um longo caminho.

No próximo capítulo, discutiremos o que fazer quando o comportamento da pessoa com TPB se torna perigoso.

CAPÍTULO 8

Crie um plano de segurança

É, faça seu braço sangrar, bata com a testa na cabeceira da cama, mais forte, mais forte! Grite com as pessoas que você ama até que elas fujam, aterrorizadas com você, aquelas traidoras! Queime seus dedos no fogão, fure a mão com um alfinete, repetidas vezes. Tome aqueles comprimidos. Compre mais, acumule. Este pode ser o grande eclipse.

– Melissa Ford Thornton

Ataques de fúria, abusos físicos, automutilação e ameaças de suicídio são os tipos de comportamentos que causam maior isolamento e os que mais assustam os que convivem com um borderline. Às vezes, os entes queridos de pessoas com TPB também têm ataques de fúria, se tornam abusivos ou pensam em suicídio. As chaves para administrar essas situações difíceis são se planejar e obter ajuda externa. Esperamos que seu comportamento encoraje seu ente querido a conseguir a ajuda profissional de que ele tanto precisa.

Fúrias descontroladas

As fúrias borderlines podem ser aterrorizantes. A pessoa com TPB pode ficar completamente fora de controle, agir por impulso, sem considerar as consequências do seu comportamento.

KAREN ANN

Quando estou com raiva, não consigo usar a razão. Sou possuída por emoções que me obrigam a agir violentamente. Os sentimentos me dominam e eu preciso atacar, para deixar que eles saiam. É uma tentativa de me proteger, mesmo sabendo que isso afastará mais ainda a outra pessoa.

DICK

Quando tenho um ataque de fúria contra alguém, para mim ele não é mais uma pessoa real com sentimentos reais. Ele se torna o objeto do meu ódio e o motivo da minha angústia. Eu o vejo como meu inimigo. Fico paranoico e acredito que ele quer me machucar, então decido golpear para provar que tenho controle sobre ele.

LAURA

Acho que os borderlines só se preocupam com uma coisa: perder o amor. Quando me sinto acuada eu tenho muito medo, e o expresso através da raiva. A raiva é mais fácil de dominar do que o medo e faz com que eu me sinta menos vulnerável. Ataco antes de ser atacada.

Fúria e lógica não se misturam

Na entrevista que fizemos com a enfermeira Jane Dresser, ela disse: "Quando um borderline está muito agitado emocionalmente, não espere que ele aja de modo coerente. Isso não vai acontecer, não porque ele não quer, mas porque não consegue."

Dresser observa que quando as pessoas que passaram por um trauma sofrem abuso emocional, os centros de lógica do cérebro também não parecem funcionar. Essa descoberta não é surpresa para você, já que a maioria das pessoas que ama alguém com TPB acha inútil e frustrante argumentar com ele quando em fúria. O momento certo para uma conversa racional é depois, quando os dois tiverem se acalmado.

Além disso, Dresser observa que, como algumas pessoas com TPB não são capazes de regular as próprias emoções, sua raiva tem sempre a mesma intensidade. Uma leve irritação parece indistinguível de uma fúria passional. Dresser sugere que às vezes é importante perguntar à pessoa com TPB: *"Numa escala de 1 a 10, quanta raiva você está sentindo?"*

O que fazer

Durante um ataque de fúria, o melhor a fazer é se afastar temporariamente e tirar as crianças de perto. Na entrevista que fizemos com a assistente social Margaret Pofahl, ela sugeriu que se diga com calma: "Não vou continuar discutindo isso enquanto você estiver gritando comigo. Estou disposta a lhe dar apoio se você puder me dizer calmamente o que quer ou de que precisa." Observe que, assim, você deu à pessoa com TPB uma escolha e deixou claro que as ações dela serão responsáveis pelo seu afastamento temporário. Eis alguns modos de fazer isso:

- Vá para um cômodo ao qual ninguém mais tenha acesso.
- Ligue para uma pessoa amiga e vá para a casa dela.
- Ligue para um parente e peça que ele venha à sua casa.
- Leve as crianças ao cinema.
- Ponha fones de ouvido e ouça música.
- Pegue um táxi e vá a qualquer lugar.
- Desligue a secretária eletrônica ou o telefone e tome um banho morno.
- Recuse-se a ler as mensagens ou os e-mails da pessoa com TPB.

Se o borderline perde o controle com frequência, pense em quais são suas opções agora e faça planos concretos para a próxima vez que ele tiver um ataque de fúria. Faça arranjos para ir embora rapidamente, se necessário: por exemplo, saiba onde está sua bolsa ou sua carteira, ou salve o telefone de um amigo nos favoritos do seu celular.

O que não fazer

É importante não continuar ignorando ou aceitando os ataques de fúria. Saiba que a fúria extrema direcionada a você ou aos seus filhos é um abuso verbal e emocional. Mesmo se você acha que consegue lidar com a situação, com o tempo isso pode destruir sua autoestima e comprometer o relacionamento. Busque ajuda imediatamente.

É pensando no seu bem que você não deve reagir à raiva borderline com mais raiva. Cory F. Newman, Ph.D., nos ensinou durante a entrevista que fizemos com ele: "Isso vai incrementar o padrão da hostilidade e do controle coercitivo. Quando você combate fogo com fogo, o problema piora e nada é resolvido." Lembre que a pessoa com TPB pode estar tentando provocar sua raiva, consciente ou inconscientemente. Se você sentir que está perdendo o controle, pare e saia de perto. E se ficar com raiva, não se culpe. É da natureza humana querer lutar. Apenas diga a si mesmo que tentará ficar mais calmo na próxima vez. Você provavelmente sabe contra-atacar e dizer coisas dolorosas, e pode ser tentador retaliar um ataque de fúria. Mas, se possível, tente não cutucar os pontos sensíveis da vergonha ou da invalidação da pessoa com TPB. Comentários do tipo "Você não tem o direito de sentir raiva" podem piorar as coisas. Você não pode controlar os atos da pessoa com TPB, mas, se souber lidar com o ataque de fúria, pode se sentir bem consigo mesmo.

> Não desconte sua frustração nos outros. Esse é mais um motivo pelo qual é uma péssima ideia aturar comportamentos abusivos. Quando você tenta engolir os próprios sentimentos, em geral eles acabam vindo à tona em outro lugar, de um modo que você não esperava. A longo prazo, isso pode deixar você ainda mais isolado.

Estabeleça limites pessoais em relação aos ataques de fúria

O que você aprendeu no capítulo anterior sobre estabelecer limites se aplica também aos ataques de fúria. Se possível, experimente o seguinte:

- Converse antecipadamente sobre seus limites com a pessoa que tem TPB, de modo que os dois tenham o mesmo conhecimento dos passos que você dará na próxima vez que os ataques acontecerem.
- Estabeleça esse limite quando as coisas estiverem num nível estável, usando as ferramentas de comunicação descritas no capítulo anterior.

- Garanta à pessoa que, se você sair, voltará.
- Explique à pessoa com TPB que ela tem algum controle sobre a situação: se ela escolher se acalmar, você ficará. Se ela optar pelo ataque de fúria, você pode sair e só voltar quando as coisas estiverem mais calmas. A decisão é dela.

Antes de implementar o plano, reveja as informações do Capítulo 7 sobre reação a contra-ataques. Você deve estar preparado para qualquer piora da situação. E não se esqueça da importância de ser consistente. Na entrevista que fizemos com a terapeuta Margaret Pofahl, ela disse: "Se você diz hoje que não vai aceitar acusações raivosas, não poderá aceitar amanhã também." Caso contrário poderá reforçar o comportamento de modo intermitente.

A pessoa com borderline pode pedir desculpas com sinceridade, mas repetir o comportamento na próxima vez em que sentir raiva. Isso pode acontecer porque ela não tem as ferramentas necessárias para se acalmar e escolher outro caminho. Se ela não procurar ajuda ou ficar repetindo o comportamento, talvez você precise determinar o que aceitará ou não no relacionamento. Você decide.

Sugestões dadas por pessoas com TPB

Muitas pessoas com TPB nos deram sugestões para repassarmos aos leitores como você, que precisa suportar o peso dos ataques de fúria dos borderlines. Avalie essas recomendações considerando suas circunstâncias específicas. Como cada pessoa é diferente e cada situação é uma, essas dicas podem funcionar ou não para você. Você também pode conversar sobre elas com um terapeuta.

CHRIS
Quando as pessoas tentam me acalmar, isso só me deixa com mais raiva e me sentindo invalidado – como se elas estivessem me dizendo para eu não sentir aquilo. Mas é como me sinto, mesmo entendendo racionalmente que elas não disseram as coisas do modo como eu as interpretei.

LAURA
A única coisa que diminui minha raiva é ouvir meu marido dizendo "Sei que você está com medo, não com raiva" ao me abraçar. Nesse momento, meu ódio se dissipa e posso sentir o medo de novo. Reagir com raiva só piora as coisas.

JEAN
Se uma pessoa com TPB está sendo perigosa, é melhor as outras se afastarem até que a situação fique segura. Diga que é normal sentir raiva, mas que ela precisa se expressar de maneiras que não afetem a autoestima alheia.

ANNIE
Quando estou com raiva, o melhor que alguém pode fazer por mim é me ouvir. Boa parte da literatura sobre TPB encoraja as pessoas a ignorar o que o borderline está dizendo porque, supostamente, ele não sabe o que é a verdade ou porque ele é "manipulador". Minha raiva é provocada quando os outros não me escutam ou não acreditam em mim. Nesses casos, sinto como se eu nem existisse!

Abuso físico

Na entrevista que fizemos com Don Dutton, psicólogo e pesquisador na Universidade da Colúmbia Britânica, ele indicou que cerca de 30% dos homens que batem nas companheiras ou nos filhos têm TPB. A porcentagem de mulheres abusivas que têm TPB é provavelmente muito maior.

Leve muito a sério todas as formas e instâncias de violência física – mesmo que nunca tenham ocorrido antes e que você duvide que aconteçam de novo. Existe potencial para a violência aumentar. E as crianças que testemunham violência sentem muitos dos efeitos nocivos que afetam aquelas que sofrem abuso direto. É preciso estar preparado.

Por limitações de espaço, não conseguimos listar aqui todos os passos que as vítimas de violência doméstica devem dar para se proteger e proteger os filhos. Mas há diversos programas e canais de atendimento para buscar ajuda, como o Disque 100 (Disque Direitos Humanos) e o Ligue 180

(Central de Atendimento à Mulher). Faça uma busca na internet usando as palavras "violência doméstica" ou "intervenção em situações de crise" e planeje o que fará se a situação se repetir. Descubra quais são suas opções.

Vítimas masculinas

A violência doméstica é reconhecida como um problema sério para as mulheres. Mas o assunto de homens espancados costuma ser velado ou tratado como piada: há inclusive uma tirinha que retrata uma mulher grandalhona, de bobes no cabelo e roupão, empunhando um rolo de macarrão enquanto um homem minúsculo e humilhado cobre a cabeça com as mãos e sai correndo.

No entanto, existem, sim, relatos de homens espancados, esbofeteados, socados, arranhados e furados com pequenos objetos por seus entes queridos com TPB.

MIKE
Às vezes, quando minha ex-mulher tinha um ataque de fúria, ela me arranhava, me dava tapas na cabeça e socos no peito. Eu meço 1,90 e peso 98 quilos. Mesmo assim, ela conseguia me deixar sem fôlego. Meu pai me ensinou a não bater em mulher. O que eu deveria fazer?

Os homens que são agredidos fisicamente por mulheres podem não considerar que têm um problema. Com frequência, acham que a mulher é que tem. Muitos deles também acham que deveriam sofrer em silêncio para "proteger" a abusadora ou não passar vergonha.

Quando os homens entendem que precisam de ajuda, é comum que não consigam encontrá-la, visto que a sociedade não acredita neles ou acha que a reclamação não é digna de crédito. Isso não só os deixa magoados como tira da mulher violenta a oportunidade de obter ajuda.

Se você é homem e está sendo agredido, temos algumas sugestões para você enfrentar a situação:

1. Em nenhuma circunstância machuque a outra pessoa. Isso é ainda mais importante se você for maior ou mais forte que ela. Mantenha o

controle e permaneça calmo o tempo todo – especialmente quando estiver falando com as autoridades.
2. Não há consenso das organizações ligadas à violência doméstica sobre qual seria a melhor atitude para homens que sofrem abusos físicos por parte de mulheres. Mas, ao contrário do que se pensa, não são poucos os relatos de homens agredidos. (Alguns são feitos por homens espancados por outros homens, em geral um parceiro gay ou um parente do sexo masculino.) Se você está sendo agredido fisicamente, não espere uma emergência para descobrir quais serão as atitudes da polícia, do sistema judiciário e do serviço social da sua cidade. Procure ajuda agora mesmo.
3. Consulte um advogado para documentar o abuso e proteger a si mesmo e seus filhos. Conheça seus direitos e suas responsabilidades legais. Não faça suposições nem procure se aconselhar com pessoas leigas. Reúna os dados e seja firme em relação a usar seus recursos para se proteger.

Automutilação

Você pode se sentir amedrontado, com raiva, frustrado, enojado e impotente diante de um ente querido que se mutila. Para reagir a esse comportamento é necessário equilíbrio: você deve ficar preocupado e dar apoio, mas sem recompensar o comportamento involuntariamente nem deixar a pessoa com mais vergonha ainda.

O que não fazer

- Não assuma a responsabilidade pelos atos de outra pessoa. Você não provocou isso. Se algum acontecimento que envolveu você precedeu o episódio, lembre-se da diferença entre causas e gatilhos (Capítulo 5).
- Ainda que você possa fazer o máximo para proporcionar um ambiente seguro, perceba que não é possível remover todo objeto potencialmente afiado que exista em casa nem vigiar a pessoa com TPB durante as 24 horas do dia. Como disse a mãe de uma adolescente

borderline: "Se minha filha estiver decidida a se machucar, ela vai dar um jeito de fazer isso."
- Não tente ser o terapeuta da pessoa. Deixe isso para os profissionais.
- Não tenha armas de fogo em casa.
- Não chame a pessoa de automutiladora. Isso é algo que ela faz, não o que ela é.
- Não se atenha aos detalhes da automutilação ao falar sobre isso com a pessoa. O dano contra ela própria pode ser viciante, e você não vai querer desencadear esse comportamento. Na entrevista que fizemos com Cory F. Newman, Ph.D., ele disse: "Os comportamentos viciantes podem ser induzidos, como quando um fumante anseia por um cigarro ao ouvir alguém falando que vai acender um. Mas isso não significa que seja sua culpa se a pessoa com TPB tiver um comportamento de automutilação depois de você confrontá-la sobre isso. Só estou dizendo que é preciso ter muito cuidado ao lidar com dinamite."
- Não dê lições de moral, não faça sermões nem demonstre aversão. Uma mulher que se mutila diz: "Meus amigos me dão sermões sobre meu comportamento, como se eu não soubesse que são errados. E se eu fosse diabética? Eles andariam atrás de mim e me dariam um tapa na mão sempre que eu tentasse pegar um chocolate?"
- Não diga coisas programadas para evocar vergonha ou culpa, do tipo "Como você pôde fazer isso?!". A pessoa com TPB já está envergonhada.
- Não faça ameaças com raiva ou de um modo controlador ("Se você fizer isso de novo, eu vou embora!"). Isso pode ser entendido como um castigo. Mesmo se você optar por estabelecer esse limite, ele deve ser entendido como algo que você está fazendo por si mesmo, não contra a outra pessoa. Por exemplo, quando os dois estiverem calmos, você pode explicar quais atos não vai tolerar e quais obrigarão você a abandonar o relacionamento.

O que fazer

- Se a pessoa com TPB ameaça fazer mal a si mesma (ou aos outros), avise ao terapeuta (se ela tiver um) quanto antes. Você, seu ente querido e o terapeuta podem querer se reunir para conversar sobre como lidarão com a automutilação no futuro. Se isso não for possível, busque ajuda profissional sozinho para discutir como lidar com a situação. Se você acreditar que a pessoa com TPB pode representar um perigo para si mesma ou para os outros, ela deve ser examinada para uma eventual internação hospitalar.

- Permaneça tranquilo e fale de modo calmo e objetivo. Em *Lost in the Mirror* (Perdido no espelho), Richard Moskovitz diz: "Como geralmente a automutilação acontece quando a pessoa com TPB se sente descontrolada, é importante que quem está ao redor não aumente o caos interno manifestando o próprio pânico interior." Moskovitz observa que, apesar de esse comportamento poder ser chocante e novo para você, ele pode já estar acontecendo há tempos.
- Busque tratamento médico adequado para a pessoa com TPB, se necessário. Talvez seja bom ligar para profissionais da saúde, pedindo orientação. Na entrevista que fizemos com Elyce M. Benharm, ela disse: "Isso também precisa ser abordado de modo solidário, mas controlado e factual. O que digo geralmente é: 'Vamos cuidar disso' ou 'Vou levar você ao médico e pedir que ele verifique isso.'"
- Ajude a pessoa com TPB a formar um grupo de apoio, para que você não fique sobrecarregado e exausto. O primeiro participante deve ser o terapeuta, que pode trabalhar com ela para reduzir o dano a si mesma.
- Seja solidário e ouça a pessoa. Mostre que está tentando entender como ela se sente. Faça perguntas que demonstrem interesse, do tipo "Como você está se sentindo?" e "Posso fazer alguma coisa?". Não subestime o medo, a angústia e o caos interior do borderline. Para ter uma ideia mais ou menos de como é, imagine a pior sensação que você já teve e depois triplique.
- Reitere mensagens de amor e aceitação para a pessoa, ao mesmo tempo deixando claro que você deseja que ela encontre outro modo de lidar com os problemas. Uma pessoa com TPB sugere dizer: "Eu me sinto impotente e com raiva quando você se machuca. Quero entender, mesmo que não seja possível entender completamente. Mas sei que não quero que você faça isso de novo, e se você sentir vontade outra vez, por favor fale comigo ou ligue para seu terapeuta."

- Enfatize o lado positivo e ajude-a a se encorajar (por exemplo: "Antes desse episódio, você passou 14 dias sem se cortar, então eu sei que você pode voltar aos trilhos.").
- Sugira alternativas à automutilação, como apertar um saquinho com gelo, mergulhar as mãos em um balde com água muito fria, fazer exercícios pesados, morder uma coisa com sabor forte (pimenta, limão descascado ou outra fruta ácida) ou outras atividades que produzam uma sensação intensa mas não prejudicial. Porém, saiba que quem decide se vai usar ou não essas técnicas é a pessoa com TPB.
- Recuse-se a ser colocado em situações sem saída – por exemplo, prometendo não procurar ajuda externa porque a pessoa está sem graça ou com vergonha. Isso é injusto para vocês dois. Se ela exige que você guarde segredo sobre a automutilação, escondendo-a de quem poderia ajudar, observe que você não tem formação para lidar com isso sozinho. (Veja a próxima seção para situações sem saída envolvendo ameaças de suicídio.)

> Se você começar a se sentir consumido pelos comportamentos do seu ente querido, recue. Você pode estar aumentando sua influência sobre o comportamento de automutilação. O melhor modo de estar presente para apoiá-lo a longo prazo é garantir que, no momento, você está cuidando de si mesmo.

Estabeleça limites pessoais em relação à automutilação

Como acontece com os ataques de fúria, planejar e estabelecer limites antecipadamente é a chave para reivindicar sua vida quando alguém de quem você gosta se mutila. Certifique-se de ir até o fim com as consequências que estabeleceu.

PENNY
Meu terapeuta me ensinou a dizer aos amigos que se eu lhes telefonasse antes de fazer qualquer coisa autodestrutiva, eles poderiam conversar co-

migo e me tranquilizar. Mas se eu ligasse na hora ou depois de fazer algo como beber ou me cortar, eles deveriam simplesmente dizer: "Penny, eu te amo, mas não vou falar com você quando você estiver assim." Em seguida eles deveriam desligar e se recusar a aceitar qualquer contato comigo enquanto eu estivesse naquela situação.

Assim, eles não se sentiriam pressionados a cuidar de mim, de modo que nossa amizade teria mais chance de sobreviver porque haveria menos estresse implicado nela. Além do mais, isso impediria que meu comportamento autodestrutivo fosse reforçado, porque a bebida e a mutilação não seriam mais recompensados com atenção por parte dos amigos. Até agora um telefonema tem bastado para impedir recaídas. Morro de medo da ideia de telefonar para eles nessa situação, então tento encontrar outros modos de enfrentar a ansiedade. Além disso, meus amigos disseram que esse plano de contingência foi de grande alívio para eles, porque não precisariam se sentir culpados por me abandonar.

KAREN

A automutilação do meu marido Eric feria mais a mim do que a ele. Ele sabia disso, então, quando nada mais funcionava e ele se sentia péssimo e não conseguia o que queria, ele se cortava. Eu sentia uma culpa intensa, que controlava minha vida, mas recusei-me a ser colocada nessa situação. Então, em um momento de calma dele, falei claramente que não aceitaria ser responsável por seus atos. Se eu visse sangue, chamaria uma ambulância e iria embora. Porque se eu ficasse e o consolasse, estaria permitindo que ele repetisse aquilo. Ele sabe que precisa respeitar esse limite se não quiser ficar sozinho. O terapeuta de Eric e eu fizemos acordos separados com ele, para que não se mutile. Como ele valoriza sua honra e sua honestidade, isso funciona.

Ameaças de suicídio

Nos últimos vinte anos, pesquisas demonstraram que cerca de 10% dos borderlines tentam suicídio. Segundo Beth Brodsky e John Mann, em comparação com pacientes com depressão ou esquizofrenia, as pessoas com TPB têm mais probabilidade de cometer tentativas de suicídio não letais, de pensar constantemente em suicídio e de fazer repetidas ameaças de suicídio. A presença de outras doenças, como depressão maior, abuso de drogas e transtornos alimentares, parece aumentar a probabilidade de suicídio real.

> Se a pessoa com TPB quer mesmo morrer, você precisa de um auxílio que vá além do que podemos oferecer neste livro. Por favor, procure ajuda profissional imediatamente. Além disso, você pode ligar para uma linha direta de apoio, como o CVV, ou para a emergência de um hospital e pedir orientação. E mantenha ao seu alcance os números desses contatos.

Ameaças de suicídio que manipulam

Quando as ameaças de suicídio parecem uma tentativa de assustá-lo ou obrigá-lo a fazer alguma coisa que você não deseja, sua simpatia e sua preocupação podem começar a se transformar em raiva e ressentimento. Por exemplo, muitos ex-companheiros de pessoas com TPB contaram que elas sugeriam que iriam se matar caso o companheiro não voltasse. Se você já foi vítima de ameaças desse tipo, sabe bem como elas podem deixá-lo culpado, confuso e preocupado.

No livro *Choosing to Live*, Thomas Ellis e Cory Newman explicam:

O sentimento de colaboração e união que você já teve com a pessoa suicida diminui, ao passo que a desconfortável disputa de poder aumenta. Comentários do tipo "Se você realmente se importasse em saber se eu estou vivo ou morto, voltaria para mim" ou "Você me dá vontade de morrer" têm uma coisa em comum: condicionam a decisão de viver ou morrer ao modo como você reage. Isso é injusto para os dois lados.

Às vezes a pessoa com TPB tentará levar você a acreditar que é responsável pelo sofrimento dela e que, caso ela se mate, a culpa será sua. Lembre-se de que você não está ameaçando-a de homicídio – é ela quem ameaça cometer suicídio. Você está lidando com alguém que precisa de atenção profissional imediata, muito mais do que de sua sujeição.

O que não fazer

Newman e Ellis sugerem tomar as seguintes atitudes com alguém que ameaça cometer suicídio:

- **Não lute.** Não discuta com a pessoa sobre ela estar falando sério a respeito da vontade de morrer – mesmo que você esteja com raiva e com vontade de desabafar. Ela pode tentar suicídio simplesmente para provar que você está errado.
- **Não acuse.** Não confronte a pessoa com TPB nem a acuse de manipulá-lo. De novo, isso pode virar uma disputa de poder. Se ela lhe pedir que faça algo que seja contra o que você acha certo, siga seus instintos. No entanto, se os dois estiverem numa sessão com um profissional da saúde mental, pode ser útil conversar sobre como esse comportamento leva você a se sentir.
- **Não ceda às ameaças.** Seja bastante cauteloso em relação a ceder só para provar que você de fato se importa. Contrariamente ao que uma pessoa com TPB, raivosa e perturbada, possa estar dizendo, você não precisa provar nada. Segundo Ellis e Newman: "Quando você cede às ameaças, você continua com raiva, a pessoa com TPB continua correndo risco de fazer mal a si mesma a qualquer momento e os problemas subjacentes continuam intocados. Além disso, é provável que a mesma situação se repita mais de uma vez."
- **Não deixe de buscar ajuda para você.** Se você tem um histórico de ceder às exigências por acreditar que o suicídio era iminente, sugerimos conseguir ajuda profissional para um de vocês ou para os dois antes que a próxima crise aconteça.

O que fazer

As ameaças de suicídio que parecem manipuladoras são o ápice da situação sem saída. Quer você ceda ou não aos desejos do seu ente querido com

TPB, os riscos são inaceitáveis. Assim, segundo Ellis e Newman, o melhor a fazer é simplesmente se recusar a ser colocado nessa situação, apesar das tentativas do outro de levá-lo a se sentir responsável pela vida e pela morte dele. Simplesmente diga não, seguindo as diretrizes a seguir.

Expresse seu apoio e sua preocupação com a pessoa, ao mesmo tempo que mantém firmemente seus limites pessoais. É possível fazer as duas coisas, mesmo que o borderline pense que não. Você pode conseguir isso por meio de respostas de espelhamento que devolvam a escolha de vida ou morte a seu lugar – que é com a pessoa que tem TPB – enquanto declara, do modo mais enfático possível, que gosta dela e quer que ela escolha viver e que procure ajuda.

Ellis e Newman citam exemplos de respostas que apresentamos a seguir com outras palavras:

EM RESPOSTA A "VOU ME MATAR SE VOCÊ ME ABANDONAR":

"Não estou terminando com você para ser cruel. Lamento muito, muito que isso o magoe. Quero o melhor para você no futuro, mas simplesmente não posso fazer parte dele. E, mesmo se eu ficasse, isso não resolveria nossos problemas. Em primeiro lugar, o valor da sua vida deveria ser baseado em muito mais do que em apenas um relacionamento comigo. Em segundo, sei que, no fundo, você reconhece que nosso relacionamento não deveria ser baseado em eu ficar só por ter medo de você morrer, e de você ficar só porque acha que não pode viver sem mim. Isso não é saudável. Eu gosto de você. E, como gosto de você, quero que você viva. E quero que você encontre a própria felicidade e o valor da própria vida, sem mim."

EM RESPOSTA A "SE VOCÊ REALMENTE SE IMPORTASSE EM SABER SE EU ESTOU VIVO OU MORTO, ME VISITARIA TODO FIM DE SEMANA":

"O fato de eu amar você e me preocupar com você já está além de qualquer dúvida. Sinto que provei meu amor incontáveis vezes, e suspeito que, mesmo se eu viesse para sua casa todo fim de semana, isso não bastaria para você. Quero ver você e planejo vir uma vez por mês, mais ou menos. Assim, o fato é que eu não posso vir todo fim de semana porque agora tenho minha própria família e minha própria vida para cuidar. Talvez você precise de mais atividades para fazer sozinha, ou de mais amigos que possa ver nos sábados e domingos. Havia uma mulher da sua igreja com quem você jogava baralho; você tem se encontrado com ela?"

Essas declarações devem ser acompanhadas por outras que mostrem que você está levando muito a sério as ameaças de suicídio. Demonstre carinho e preocupação na voz e nos seus atos. Por exemplo, você pode dizer: "Precisamos levar você ao hospital. Isso é uma questão de vida ou morte." Demonstre que uma ameaça séria merece uma resposta séria. Desse modo, você dá atenção adequada ao pedido de ajuda da pessoa com TPB ao mesmo tempo que deixa claro que não é qualificado para proporcionar a ajuda profissional necessária nessas situações extremas.

> Em determinadas circunstâncias, você pode pedir ajuda de outras pessoas que fazem parte da vida da pessoa com borderline, como pais, parentes, amigos, professores e assim por diante. Não mantenha em segredo esse tipo de comportamento: encontre outros indivíduos dispostos a auxiliar vocês dois.

Quando a pessoa com TPB é seu filho ou sua filha

Quando uma criança ou um adolescente se torna um perigo para si mesmo ou para os outros, os pais frequentemente ficam perdidos em relação a onde buscar ajuda. Por acreditarem que a maneira de o filho se comportar é sempre responsabilidade deles, podem tolerar comportamentos que jamais aceitariam em outra pessoa. Se seu filho comete violência contra si mesmo ou contra os outros, é bom pedir a ajuda de terapeutas e outras autoridades externas, parentes e amigos, linhas diretas de enfrentamento de crises, centros de tratamento e grupos de apoio.

Internação

Em geral, a internação num centro de tratamento é voluntária, com o jovem concordando com o tratamento. Nos Estados Unidos, se os profissionais acharem que ele representa perigo para si mesmo ou para os outros, podem autorizar uma internação compulsória com duração de 24 a 72 horas.

Sharon, que administra um grupo de apoio na internet para pais de crianças com TPB, diz que alguns pais do seu grupo se preocupam com a possibilidade de o filho receber alta antes de eles sentirem que a situação está realmente segura. Houve um episódio em que um jovem, tendo recebido alta prematuramente, tomou uma overdose de comprimidos e acabou voltando ao hospital. Como último recurso, Sharon aconselha simplesmente se recusar a levar o filho para casa, mesmo que o hospital proteste. Segundo ela, isso dá aos pais um tempo a mais para fazer outros arranjos, como acompanhamento domiciliar. Porém, nos Estados Unidos as leis sobre isso variam de estado para estado. Em algumas áreas, a pessoa pode ser acusada de abandono de incapaz. Assim, busque quanto antes informação e aconselhamento legal junto a um profissional qualificado.

> Você vem fazendo o melhor possível com os recursos disponíveis.

Intervenção policial

Nos Estados Unidos é possível chamar a polícia para intervir se o jovem ficar violento ou ameaçador. Como acontece com a maioria das ligações para a polícia e para a emergência, o tempo de resposta se baseia na percepção do risco imediato. Se você explicar que a ameaça de dano é clara e presente, a resposta será mais rápida.

Sharon sugere contar logo à polícia que o menor tem um transtorno mental. "Caso contrário, as autoridades presumirão que se trata de um adolescente rebelde perdendo o controle", diz ela.

Christine Adamec, em *How to Live with a Mentally Ill Person: A Handbook of Day-to-Day Strategies* (Como conviver com alguém que tenha um transtorno mental: um livro de estratégias diárias), sugere que você dê imediatamente à polícia um formulário de "informação de crise" preparado antecipadamente e guardado num local seguro, contendo os seguintes dados:

- Um breve histórico médico
- O diagnóstico e sua definição
- Os nomes dos médicos do menor
- Os nomes dos remédios que ele toma

Quando a polícia chegar, primeiro controlará a situação e depois discutirá as alternativas. Se a crise tiver passado, pode não ser feita nenhuma outra intervenção. Se os pais optarem por prestar queixa, a polícia explicará o procedimento.

Segundo Sharon, os pais em seu grupo que se preocupavam com a possibilidade de o filho se tornar violento depois da partida da polícia pediam que as autoridades o levassem para um ambiente mais seguro.

Se o comportamento do menor continuar piorando e ele não concordar com o tratamento, ele pode ser levado para passar a noite num centro de detenção juvenil ou internado numa emergência psiquiátrica no hospital mais próximo.

Esse comportamento inseguro talvez seja o aspecto de um borderline mais difícil de cuidar. Mas, com planejamento prévio e ajuda externa, você pode reduzir a intensidade desses problemas e torná-los muito menos assustadores.

CAPÍTULO 9

Proteja as crianças do comportamento borderline

Meu pai narcisista jamais conversava comigo sobre o comportamento borderline da minha mãe. Ele me abandonou emocionalmente quando eu ainda estava no ensino fundamental. Gostaria que ele tivesse demonstrado mais amor por mim. E também que não tivesse me deixado sozinho com ela e seus humores.

Fico feliz porque nasci, mas às vezes preferiria que isso não tivesse acontecido. Vivo até hoje numa montanha-russa emocional. Ainda sou aquela criança em busca do amor incondicional que jamais recebi. Para mim já é tarde demais, mas há uma esperança para os outros filhos de borderlines que existem por aí.

– Joan

Muitas pessoas com TPB nunca agem de modo agressivo diante dos filhos. Outras até sentem vontade, mas se contêm conscientemente para proteger as crianças de seu comportamento. Na realidade, os borderlines que têm consciência do problema e trabalham para superá-lo podem ser pais excelentes – melhores até mesmo do que os que não têm o transtorno mas não trabalham seu autoconhecimento.

No entanto, alguns deles não conseguem ou não cuidam de controlar seu comportamento na frente dos filhos. Talvez levantem a voz mais do que deveriam, ou passem por períodos de depressão que os deixam incapazes de se concentrar nas crianças tanto quanto desejariam. Na outra ponta do espectro, o transtorno da personalidade borderline pode fazer com que os pais sejam extremamente abusivos ou negligentes.

Enquanto você lê este capítulo, tenha em mente que nem todas as pessoas com TPB agem de modo agressivo com os filhos. Além disso, os comportamentos borderlines direcionados a eles podem variar muito em intensidade, dependendo da situação e da pessoa envolvida.

Problemas típicos de pais com TPB

Como dissemos antes, em alguns sentidos as pessoas com TPB são semelhantes a crianças, em termos emocionais e de desenvolvimento. Por isso elas:

- Podem achar difícil relevar suas necessidades para se concentrar nas dos outros.
- Podem não ser capazes de considerar adequadamente as necessidades, os sentimentos e os desejos dos filhos.
- Podem se preocupar tanto com as próprias dificuldades emocionais a ponto de deixar de lado as necessidades emocionais dos filhos.
- Também podem se ressentir porque as necessidades dos filhos são diferentes das delas e, com isso, podem ridicularizá-las, invalidá-las ou desconsiderá-las. Por exemplo, se o filho estiver feliz quando o pai ou a mãe estiver triste, isso pode ser considerado um sinal de deslealdade e insensibilidade.

Problema: a dificuldade de separar os relacionamentos com os filhos dos problemas com outras pessoas

Alguns pais com TPB acham difícil separar seus relacionamentos com os filhos de problemas que tenham com outras pessoas. Por exemplo, eles podem achar difícil reconhecer que os filhos podem ter relacionamentos positivos com pessoas de quem eles, pais, talvez não gostem. Além disso, podem tentar agredir os outros usando os filhos. Alguns pais borderlines tentam obrigar os filhos a escolher entre eles e os outros; por exemplo, podem acusar o filho de ser egoísta por desejar passar algum tempo com amigos.

Problema: criação inconsistente

Outros pais com TPB são inconsistentes no modo de criar os filhos. Eles podem oscilar entre o envolvimento exagerado e a negligência, dependendo do seu humor e das suas necessidades emocionais no momento. Podem também só prestar atenção nos filhos quando estes estiverem fazendo algo para atender às suas necessidades. Alguns tentam enfrentar seus problemas de inadequação exigindo que os filhos sejam perfeitos. Assim, estes podem se sentir desvalorizados quando algo dá errado. Além disso, esses pais podem atender às próprias necessidades emocionais usando os filhos de maneiras inadequadas (por exemplo, impedindo que o filho ou a filha vá ao aniversário de um colega para não ficarem sozinhos em casa).

Problema: amor imprevisível

Algumas pessoas com TPB alternam entre assumir responsabilidades de mais e assumir responsabilidades de menos. Por exemplo, um pai ou uma mãe borderline pode ignorar os efeitos de suas ações sobre os filhos e depois sentir culpa ou se deprimir quando a criança tira nota ruim.

Outros pais com TPB podem tratar os filhos como se eles fossem totalmente bons ou totalmente maus. Isso pode prejudicar a autoestima da criança e dificultar o desenvolvimento de um senso consistente do eu. Esses pais podem "apertar um botão" para ligar ou desligar o amor; assim os filhos aprendem a não confiar neles – e, às vezes, a não confiar em mais ninguém. A pessoa com comportamento borderline pode ser tão imprevisível que o foco do filho passa a ser estabilizar o pai ou a mãe e tentar prever seu humor e suas ações – em vez de se preocupar com o próprio desenvolvimento normal de criança.

Segundo Kimberlee Roth e Freda B. Friedman, autores de *Surviving a Borderline Parent: How to Heal Childhood Wounds and Build Trust, Boundaries and Self-Esteem* (Sobrevivendo a um pai ou uma mãe narcisista:

como curar feridas da infância e construir confiança, limites e autoestima), os filhos de pais com TPB costumam agir como pais: "Isto é, eles aprendem a atuar como cuidadores, seja dos irmãos ou dos pais. Muitos filhos adultos têm dificuldade de se lembrar de ocasiões em que simplesmente se sentiam como crianças ingênuas que adoravam se divertir."

Problema: sentir-se ameaçado pelo comportamento normal de um filho

Pais com TPB podem se sentir ameaçados pelo comportamento normal de um filho. À medida que as crianças crescem e ficam mais independentes, os pais podem se sentir abandonados e, em seguida, deprimidos, e podem ter acessos de raiva contra os filhos. Um pai ou uma mãe borderline também pode, inconscientemente, tentar aumentar a dependência do filho. Assim, é possível que as crianças sintam dificuldade de se separar do pai ou da mãe ou de se sentir competentes para cuidar da própria vida. Quando os filhos ficam com raiva, o pai ou a mãe pode agir para invalidar a reação deles ou contra-atacar, piorando a situação.

Problema: incapacidade de amar incondicionalmente

Alguns pais com TPB podem ter dificuldade de amar os filhos incondicionalmente. Eles podem precisar que as crianças sejam perfeitas para compensar seus sentimentos de inadequação. Quando elas desobedecem, esses pais podem sentir que não são amados, ficar com raiva ou deprimidos e se recusar a dar amor. Assim, as crianças aprendem que o amor do pai ou da mãe é condicional. Pais com TPB podem ter de acreditar que os filhos são idiotas, fracassados ou feios, de modo que não precisem lidar sozinhos com sentimentos semelhantes em relação a si próprios. Além disso, esse amor condicional permite que o pai ou a mãe se sinta mais competente do que qualquer pessoa na vida dos filhos.

Problema: sentir-se ameaçado pelos sentimentos e pelas opiniões do filho

Pais com TPB podem precisar que os filhos sejam iguais a eles e, assim, se sentir ameaçados quando estes têm sentimentos e opiniões diferentes. Essa característica também é comum em pessoas com transtorno da personalidade narcisista. Em *Trapped in the Mirror: Adult Children of Narcissists* (Aprisionados no espelho: filhos adultos de narcisistas), Elan Golomb escreve:

> A pressão para se ajustar às expectativas é como a água onde um peixe nada, tão implacável e uniforme que a criança praticamente não percebe sua existência. Essas crianças sentem que não têm o direito de existir. A forma natural do seu eu foi alterada, já que qualquer movimento em direção à independência é tratado como uma traição que pode causar um dano irreparável ao pai ou à mãe.

Apesar de Golomb escrever sobre outro transtorno, o efeito nas crianças é semelhante. Alguns pais borderlines podem ser física ou emocionalmente abusivos ou negligentes. Seu comportamento impulsivo pode ameaçar a segurança ou o bem-estar dos filhos. Esses pais podem bater nos filhos, ofendê-los dizendo que eles são maus ou inúteis, sabotando o autoconceito, a autoestima e a autovalorização da criança. De um modo menos diretamente abusivo mas igualmente danoso, o pai ou a mãe pode ser incapaz de proteger os filhos ou não querer que eles sejam protegidos dos abusos provocados por outras pessoas, seja porque acha que isso pode ameaçar seu relacionamento afetivo, seja porque se consome demais com os próprios problemas. Frequentemente, os filhos interpretam isso como um reflexo da sua falta de importância.

Consequências potenciais do comportamento borderline descontrolado

Na entrevista que fizemos com o médico Andrew T. Pickens, ele disse: "Os pais que abusam verbalmente dos filhos provocam danos emocionais.

Quão danoso isso será vai depender de muitos fatores, como o temperamento herdado pela criança, a quantidade de amor e empatia dedicados ao menor por outros adultos, a idade da criança (quanto mais nova, mais vulnerável), a intensidade do abuso e outros fatores."

Janet R. Johnston, diretora executiva do Centro Judith Wallerstein para a Família em Transição, disse em uma entrevista que o impacto do comportamento borderline sobre as crianças varia segundo o comportamento do pai ou da mãe e o temperamento da criança. Assim, se um pai ou uma mãe borderline que age impulsivamente tem um filho com personalidade "cuidadora", a criança pode se sentir responsável por manter o pai ou a mãe bem e feliz.

SELA
Minha filha de 3 anos, Bess, viu a ambulância me levando depois de eu ingerir comprimidos demais. Quando estou deitada na cama, tão deprimida que mal consigo me levantar para lhe dar comida, ela fica quietinha brincando em silêncio com seus brinquedos, com os olhos cheios de lágrimas. Sua primeira frase completa foi: "A mamãe tá boa?" Quando estou feliz e começando a sair do fundo do poço, ela se desenvolve e muda na velocidade da luz, como se quisesse compensar o tempo que perdeu tentando lidar com minha sombra. Estou decidida a superar esse horror para ser uma mãe de verdade, não um fardo para ela.

A combinação de pais impulsivos com uma criança mais assertiva pode criar um tipo especial de caos. Uma mãe, quando tinha ataques de fúria, contou que seu filho escrevia frases como "Cala a boca!" e "Eu odeio você!" em pedaços de papel e os jogava na cara dela.

Muitos estudos mostraram que o TPB costuma se repetir nas famílias. Ainda não é totalmente compreendido se essa tendência se deve a fatores genéticos ou ambientais, como a aprendizagem de comportamentos com um pai ou uma mãe que tem uma doença mental como o TPB – ou a combinação das duas coisas. Os filhos que não desenvolvem o transtorno podem, ainda assim, correr o risco de desenvolver características relacionadas a ele, como:

- Dificuldade de regular as próprias emoções.
- Problemas de transtornos alimentares, vícios e abuso de drogas.
- Tendência a idealizar ou desvalorizar exageradamente as pessoas.
- Sentimentos de vergonha, vazio e inferioridade. Isso pode advir de fatores tanto biológicos quanto ambientais.

Um estudo publicado no *Journal of Personality Disorders* revelou que os sintomas de TPB em uma mãe têm a ver com problemas interpessoais e de relacionamento familiar e com um estilo de apego temeroso por parte dos filhos adolescentes. O estudo indicou ainda que esses filhos correm o risco de também ter problemas psicológicos e sociais em ambientes fora da família.

Segundo MaryBelle Fischer, quando um pai ou uma mãe tem TPB, a formação normal da identidade da criança pode sair dos eixos. Na entrevista que fizemos com Fischer, ela disse: "O 'eu' da criança se torna um mecanismo para regular o pai ou a mãe borderline, não um evento interno, coesivo."

Em *Surviving a Borderline Parent* (Sobrevivendo a um pai ou uma mãe narcisista), Roth e Friedman escrevem:

Mas quem *é* você? Como filho de uma pessoa borderline e/ou com outras dificuldades emocionais e cognitivas, pode ser surpreendentemente difícil responder a essa pergunta. Você provavelmente não teve em quem se espelhar nem muita legitimação quando era pequeno, e os bebês precisam disso para saber seu lugar no mundo, para saber que seus sentimentos, suas observações e percepções são saudáveis e normais. Sem esse espelhamento precoce, era difícil para você enxergar a si mesmo, conhecer a si mesmo... Como criança, você queria agradar. Se a mamãe quisesse que a filha fosse uma pequena bailarina, você se esforçava para ser ótima na aula de balé, mesmo que na verdade quisesse jogar futebol ou ler um livro em casa. Se o papai precisasse de alguém para ajudá-lo a entrar em casa quando estava bêbado demais para achar o caminho vindo da garagem, você provavelmente associava ser uma boa pessoa a desconsiderar seus sentimentos e suas necessidades.

Elan Golomb diz:

Para crescer como pessoas inteiras, em seus estágios formativos as crianças precisam experimentar a aceitação genuína; precisam saber que são vistas tais como são, mas ainda assim são perfeitas aos olhos dos pais; precisam tropeçar e às vezes cair, só para serem recebidas pelo sorriso compreensivo do pai ou da mãe. É pela aceitação dos pais que a criança aprende que ela, que seu eu essencial, merece amor.

De modo semelhante, em *Surviving a Borderline Parent*, Roth e Friedman citam "seis sementes para cultivar uma criança saudável":

1. Apoio
2. Respeito e aceitação
3. Voz
4. Amor e afeto incondicionais
5. Consistência
6. Segurança

As pessoas com TPB "provavelmente não receberam essas coisas ou não as viram nos pais quando eram crianças, e por isso não tiveram um ponto de referência adequado, saudável. E, com um senso frágil do eu, talvez não tenham podido pedir ajuda ou aceitar as próprias deficiências", escrevem os autores.

Os filhos de pais borderlines também podem receber uma visão distorcida do funcionamento das relações interpessoais. Por exemplo, um paciente de Fisher acha que não pode se envolver emocionalmente com ninguém porque tem medo de que a outra pessoa domine sua vida. Assim, ele nunca se aprofunda nos relacionamentos e tem uma vida afetiva muito infecunda.

Os filhos cujos pais oscilavam entre o amor extremo e os ataques de fúria ou comportamentos de abandono geralmente têm uma dificuldade especial para desenvolver relacionamentos de confiança. Eles podem inconscientemente testar o amor da outra pessoa ou se sentir abandonados por causa de rejeições pequenas ou imaginadas.

Em 1996, Matthew McKay e coautores, em *When Anger Hurts Your Kids: A Parent's Guide* (Quando a raiva machuca seus filhos: um guia para pais), resumiram estudos que mostram que os filhos de pais agressivos enfrentam problemas mais sérios ao crescer do que aqueles que foram criados em lares com menos agressividade. Nas mulheres, alguns efeitos são:

- Depressão
- Entorpecimento emocional
- Desejos dolorosos de proximidade e intimidade
- Sentimento de impotência
- Desempenho limitado na escola e no trabalho

Nos homens, o resultado principal parece ser a dificuldade de manter ligações emocionais.

Sugestões práticas para proteger os filhos

A maioria dos pais borderlines ama muito os filhos e se preocupa com os efeitos de seus comportamentos sobre eles. Muitos nos disseram que foi o fato de saberem que podem estar prejudicando os filhos que lhes deu a coragem e a determinação para se recuperar do transtorno. Se a pessoa com TPB que você conhece tiver uma atitude semelhante, é mais fácil apoiar, estabelecer limites e ajudá-la nos esforços para melhorar as habilidades como pais.

No entanto, no caso de alguém que se recusa a admitir que seu comportamento é abusivo e prejudicial aos filhos, ou que não esteja disposto a mudar, talvez seja bom assumir um papel mais afirmativo. Tenha em mente que, ainda que para os adultos possa ser difícil lidar com o comportamento borderline, para as crianças é muito mais. Elas não têm senso de perspectiva, têm pouca experiência e pouco ou nenhum entendimento intelectual do transtorno. Além disso, elas dependem dos pais borderlines para atender às suas necessidades físicas e emocionais mais básicas.

A capacidade de proteger as crianças desses comportamentos dependerá de muitos fatores, inclusive do seu relacionamento legal e emocional com a criança, da natureza do seu relacionamento com o borderline, das leis do lugar onde você vive e de sua disponibilidade e sua capacidade de estabelecer limites. Mas, em geral, quanto mais próximo você for da pessoa com TPB e das crianças, maior o impacto que pode causar – e maior a sua responsabilidade. Aqui vão algumas sugestões:

Determine suas prioridades

Algumas pessoas não agem por medo de prejudicar o próprio relacionamento com a pessoa que sofre de TPB. Elas temem que, se estabelecerem limites em relação às crianças, a pessoa com o transtorno pode ter um ataque de fúria, menosprezá-las ou cortar o relacionamento.

Assim, só você pode decidir quais riscos está disposto a correr. Independentemente do que escolher, você deve ser capaz de aceitar as consequências de longo prazo.

> Seja honesto consigo mesmo. Não minimize nem dê desculpas para os efeitos negativos do comportamento borderline sobre as crianças. Um pai justificava a própria inação dizendo a si mesmo que os filhos aprenderiam uma lição valiosa com os ataques de fúria da madrasta: que o mundo pode ser um lugar ruim. Tais justificativas podem até facilitar as coisas para ele, mas não servem nem um pouco para proteger os filhos.

Dê um bom exemplo

As crianças aprendem principalmente através da observação. O que você faz é mais importante do que o que diz. É por isso que os mentores e modelos de comportamento "podem representar um papel importante para modelar o comportamento saudável, informando a elas as dificuldades emocionais dos pais ou simplesmente afastando a criança periodicamente de um lar disfuncional", escrevem Roth e Friedman em *Surviving a Borderline Parent*.

Ver você colocando em prática os passos discutidos neste livro também é um modo poderoso de ensinar às crianças o básico sobre desapego, autocuidado, estabelecimento de limites e assim por diante. Claro, o oposto também é verdadeiro: se você apresentar mecanismos de enfrentamento menos saudáveis, elas também podem aprendê-los.

Sam, por exemplo, ficava sem graça quando seus filhos testemunhavam brigas entre ele e a esposa. Equivocadamente, acreditava que os comportamentos da esposa se refletiam negativamente nele. Assim, fazia todo o possível para manter a paz – inclusive permitindo que ela fosse verbalmente abusiva. Se ele protestasse, a esposa o xingava e fazia acusações raivosas. Quando isso acontecia na frente das crianças, ele sentia vergonha.

O objetivo de Sam era ser gentil e responsável. Porém, o que seus filhos aprenderam com isso foi que, quando a mãe era agressiva, o dever deles era absorver aquilo. Assim, começaram a acreditar que ela devia estar certa no que dizia, porque, se estivesse errada, o pai diria isso.

Se Sam tivesse usado limites e técnicas de espelhamento e neutralizado a situação, ao mesmo tempo que mantivesse seus limites estabelecidos, as crianças poderiam ter aprendido uma lição importante: ainda que às vezes a mãe agisse de modo pouco saudável, ela era responsável pelo próprio comportamento.

Temos duas ideias a mais para demonstrar um comportamento saudável na frente das crianças:

- Primeiro, certifique-se de manter seus limites na frente das crianças. Explique: "Às vezes, as mães ficam com raiva, e tudo bem. Mas não foi legal a mamãe gritar com o papai."
- Segundo, se a pessoa com TPB costuma ter humor imprevisível, não deixe que essa inconstância afete todas as outras pessoas nem estrague os planos das crianças. Mostre aos pequenos que eles podem ficar alegres e se divertir mesmo quando um dos pais não está bem. Tente não cancelar as atividades divertidas dos filhos quando a mãe ou o pai estiver se sentindo mal.

Peça apoio da pessoa com TPB

Janet Johnston e Vivienne Roseby, em *In the Name of the Child: A Developmental Approach to Understanding and Helping Children of Conflicted and Violent Divorce* (Em nome da criança: uma abordagem de desenvolvimento para entender e ajudar filhos de divórcios conflituosos e violentos), dizem que as pessoas com TPB querem sentir apoio, atenção e reconhecimento de que estão se esforçando. Mas, mesmo se você fizer seus comentários e sugestões de forma positiva, qualquer coisa que você diga pode ser interpretada como uma crítica devastadora.

Johnston tem três sugestões para superar isso:

1. Apele para a inclinação natural da pessoa com TPB de querer o melhor para os filhos. Em outras palavras, não dê a entender que ela não é um bom pai ou uma boa mãe. Apenas observe que determinadas ações são boas para os filhos e que outras são potencialmente prejudiciais.
2. Deixe claro que ser pai ou mãe é o trabalho mais difícil que existe e que todos os pais precisam de ajuda de vez em quando.
3. Se a pessoa teve uma infância infeliz, apele para o desejo que ela tem de proporcionar aos filhos uma experiência melhor.

MaryBelle Fisher aconselha falar com a pessoa quando ela estiver calma e começar reconhecendo seu amor genuíno e sua dedicação aos filhos: "Desenvolva uma aliança com a pessoa enfatizando os aspectos positivos e as áreas em que vocês concordam. Apele para o senso de justiça dela. Não a culpe, envergonhe ou ataque; isso simplesmente deixa as pessoas na defensiva.

Dois exemplos de frases que provocam vergonha: "Qual é o seu problema?" e "Como você pôde fazer aquilo?". Em vez disso, você pode dizer algo do tipo: "Hoje em dia é difícil demais criar filhos, e sei que você quer o melhor para o Tim. Mas não podemos ignorar que às vezes você parece perder o controle com ele. Sei como ele dá trabalho quando você chega em casa depois de um longo dia no serviço. E sei que ultimamente você está sob muito estresse. Mas outro dia me pareceu que você ia bater nele, e estou muito preocupado com isso. Precisamos pensar numa estratégia que lhe permita fazer alguma coisa diferente quando estiver perdendo o controle, como telefonar para alguém ou sair para algum lugar. Muita gente acha útil obter aconselhamento externo de um terapeuta sobre como fazer as coisas funcionarem melhor."

Ajude a pessoa borderline a obter ajuda e criar uma rede de apoio. Ofereça feedback positivo e comentários construtivos em vez de críticas e acusações. Fisher diz: "Use tato com o pai ou a mãe de modo que eles não se afastem. Há uma tendência de as pessoas baterem o martelo pensando 'O problema é a mãe' e deixarem as coisas como estão. Em vez disso, diga: 'O problema é a mãe, mas como podemos manter o respeito por ela e a integridade da família?'"

Pergunte à pessoa como e quando ela gostaria de conversar sobre a criação dos filhos. Acima de tudo, tente conseguir seu apoio para ajudar as crianças a se adaptarem ao fato de terem um pai ou uma mãe que as ama mas que às vezes não consegue regular as próprias emoções.

Reforce seu relacionamento com as crianças

Quer você seja pai ou mãe, parente ou amigo da família, você pode fazer uma grande diferença simplesmente passando mais tempo de qualidade com as crianças.

> Faça perguntas às crianças sobre o que está acontecendo na vida delas. Envolva-se. Abrace-as muito – mesmo as mais velhas, se elas deixarem. Demonstre amor e afeto.

Se for adequado, tente se contrapor sutilmente aos tipos de comportamento que preocupam você. Por exemplo, Lisa, de 27 anos, estava preocupada achando que a filha do namorado não tinha privacidade suficiente em casa. Na época, Stephanie, de 10 anos, dormia na mesma cama que a mãe, que tinha a guarda da criança. Sempre que Lisa estava com o namorado e Stephanie visitava os dois, Lisa tomava um cuidado especial para respeitar os limites da menina e lhe dar o máximo de privacidade possível. Além disso, ela se dedicava a desenvolver uma relação de confiança com a menina. Por fim, Stephanie exigiu ter seu espaço em casa.

Ouça as crianças sem fazer julgamentos. Ajude-as a confiar nas próprias percepções. Encoraje-as a falar sobre seus sentimentos, que podem ir da tristeza à raiva. Elas podem ficar furiosas com você – talvez porque isso seja mais seguro do que agir assim com a pessoa que tem TPB. Mostre que os sentimentos delas são normais. Seja o mais coerente possível. Cumpra suas promessas. Mostre às crianças que elas podem contar com você. Encoraje-

-as a telefonar quando precisarem e deixe que elas o visitem quantas vezes você achar confortável.

> Encoraje outros parentes adultos a desenvolverem relacionamentos com as crianças também. A participação de avós, tios, cunhados e amigos da família pode fazer uma grande diferença. Todas as pessoas envolvidas devem deixar claro que não estão tomando partido, estão oferecendo amor e apoio aos pais e à criança.

Encoraje o pensamento independente e as novas experiências

As crianças que se sentem dependentes de um pai ou uma mãe borderline podem se beneficiar da interação com outras pessoas queridas. Proporcione experiências sem a presença do pai ou da mãe e recompense a curiosidade natural e o sentimento de aventura das crianças. Encoraje-as a seguir os próprios interesses e sonhos.

Na entrevista que fizemos com Fisher, ela disse: "Tenha cuidado para não arrancar a criança do pai ou da mãe com TPB. Por exemplo, se Jane não quiser sair e passar várias horas longe da mãe, não a force. Mas você pode dar um pequeno passeio com ela e lembrar que a mamãe estará lá quando ela voltar."

Se você é o pai ou a mãe não borderline, e o pai ou a mãe borderline é contra a independência da criança, talvez seja preciso estabelecer limites: "Hanna tem idade para dormir na casa da amiga dela. Sei que isso chateia você, mas acho que precisamos encorajar as amizades dela com outras crianças. Eu dei permissão e ela vai. Talvez a gente possa sair para jantar ou ir ao cinema na mesma noite."

Ajude as crianças a despersonalizarem o comportamento borderline do pai ou da mãe

A maioria das crianças acredita que tudo é culpa delas. Assim, você precisará ajudá-las a despersonalizarem o comportamento do pai ou da mãe, especialmente se ele ou ela culpa os filhos.

Rachel Reiland é autora do livro *Get Me Out of Here: My Recovery from Borderline Personality Disorder*. Neste trecho ela explica como seu marido, Tim, ajudou os filhos a despersonalizarem o transtorno.

Ele dizia aos nossos filhos: "Mamãe está doente. Não é o tipo de doença que causa dor de garganta ou de barriga, é o tipo de doença que deixa a gente muito, muito triste. Ela ficou no hospital porque tinha um médico especial para cuidar desse tipo de doença, um médico que ajudou a mamãe a ficar melhor e a não chorar tanto nem ficar com tanta raiva. Ela não ficou brava e chorando por causa de alguma coisa que vocês fizeram, mas porque ela está doente. Mamãe ama vocês demais, e vocês dois a deixam tão feliz que são um dos maiores motivos para ela sorrir." Ele dizia isso sem parar para as crianças. E realmente fazia muita diferença, dava para ver o alívio nos olhos delas.

JENNIFER

Quando meu marido gritava com nossos filhos porque estavam atrapalhando sua leitura do jornal, eu dizia às crianças: "Sei que parece que o papai está chateado com vocês, mas, na verdade, ele está chateado por outras coisas. Dá para ver, pelo modo como ele está reagindo. Ele podia ter pedido baixinho a vocês que falassem com ele mais tarde, mas em vez disso ficou agitado e gritou. Isso é desproporcional ao que vocês fizeram. Apesar de o papai ser adulto, às vezes ele perde o controle. Lembra que você ficou chateado quando eu disse que você não podia comprar o doce no supermercado? Você começou a chorar e não conseguia parar, e a mamãe precisou acalmar você. A reação do papai é algo assim. Mas o modo como ele age é responsabilidade dele; a culpa não é de vocês.

As crianças mais velhas podem entender isso intuitivamente. No entanto, mesmo quando a criança entende racionalmente que a culpa do comportamento do pai com TPB não é dela, ela ainda pode se sentir responsável em algum nível. Assim, seu relacionamento com a criança é o melhor guia para ajudá-la a entender o comportamento do pai ou da mãe e a lidar com os próprios sentimentos.

Estabeleça limites para a pessoa com TPB em relação aos filhos

RACHEL REILAND

Tim impõe limites firmes para mim em relação às crianças. Nas piores crises, vivemos episódios de fúria e histeria descontrolada. Como ele sabia que minhas ações assustavam as crianças, ele me puxava de lado e dizia, com firmeza, que elas estavam escutando tudo e morrendo de medo. "Você não vai levar as crianças a passarem por isso", dizia. "Você está descontrolada. Por que não vai lá para cima?" Quase sempre eu o obedecia. Nas poucas vezes que eu não me retirava, ele dava um jeito de sair com nossos filhos até as coisas se acalmarem.

Como a maioria dos borderlines, eu tinha momentos de controle e de perda do controle. Os lembretes firmes do meu marido não eram apenas limites, eram chamadas à realidade, que me arrancavam da regressão infantil por tempo suficiente para eu perceber que tinha responsabilidades de adulta e que meu comportamento poderia impactar meus filhos. Talvez isso não fosse suficiente para fazer com que eu voltasse a mim e pensasse de modo racional, mas bastava para que eu interrompesse aquele comportamento.

As crianças são incapazes de estabelecer limites para si mesmas; assim, você precisará fazer isso por elas.

Porém, alguns pais com TPB não se mostram tão sensatos. Por exemplo, um pai chegou em casa e descobriu que a esposa tinha acabado de bater na cabeça do filho e o xingado com um palavrão. Ele consolou a criança e levou a esposa para jantar fora, como tinham planejado. Enquanto comiam e bebiam, ele comentou gentilmente que bater e xingar não eram o melhor modo de expressar a frustração. A mãe concordou, mas desculpou-se dizendo: "Eu estava com dor de cabeça." Então o pai ficou frustrado com o fato de a esposa não entender a seriedade do problema e de fugir da responsabilidade pelos seus atos.

Há ocasiões em que o melhor caminho é dar sugestões amigáveis à pessoa com TPB. Essa não foi uma delas. O pai poderia ter adiado o jantar e abordado o problema imediatamente, explicando o dano que o comportamento dela poderia causar ao filho, insistindo em que aquilo jamais acontecesse de novo e trabalhando com a mãe para ajudá-la a encontrar outras maneiras de lidar com as frustrações.

Leve muito a sério qualquer abuso físico e emocional das crianças desde a primeira vez que o presenciar. Se você o ignorar, a pessoa com TPB pode se sentir no direito de fazer de novo. E, assim que estabelecer limites em relação às crianças, mantenha-os de modo consistente.

Busque terapia para as crianças

Pode ser muito benéfico para as crianças fazer terapia com um profissional experiente em tratar pessoas borderlines e seus familiares. Alguns sinais de que a terapia fará bem para elas são:

- **Dificuldade de lidar com sentimentos dolorosos:** Sentimentos de tristeza intensos ou demorados ou outras emoções perturbadoras; pensamentos recorrentes de fazer mal a si mesmo, aos outros ou a animais.
- **Comportamentos autodestrutivos:** Dentre esses estão atitudes que causam problemas em casa, na escola ou com amigos (isto é, abuso de drogas, brigas, notas piores que de costume e outros comportamentos difíceis de administrar). Nas crianças menores, alguns sinais podem ser birras frequentes e inexplicáveis, desobediência consistente ou agressividade.
- **Problemas físicos inexplicados:** Mudança nítida nos hábitos de sono ou alimentares; hiperatividade.

Para encontrar um terapeuta infantil, peça indicação ao seu pediatra ou a amigos e familiares. Converse com os profissionais por telefone ou pessoalmente, para garantir que sente confiança neles.

Afaste as crianças de situações abusivas

Talvez você precise retirar as crianças de perto quando a situação sair do controle. Mas, antes disso, peça para conversar com a pessoa com TPB longe dos filhos. Assim como Tim, de quem falamos, enfatize que as crianças não deveriam ser expostas a esse tipo de comportamento e se ofereça para discutir a situação mais tarde com ela, só vocês dois. Ou então se ofereça para levar as crianças para outro lugar, para que a pessoa tenha tempo de se acalmar.

Afaste a criança da situação
Se a pessoa borderline permanecer descontrolada, leve as crianças para fazer compras, tomar um sorvete, à casa de um parente, a um parque, ao cinema, a um museu, ao parquinho infantil, ao zoológico e assim por diante. Se ela costuma agir impulsivamente na frente das crianças, talvez seja bom se preparar antecipadamente fazendo uma lista de lugares aonde ir, mantendo alguns pertences das crianças numa bolsa já preparada para sair e/ou combinando com amigos ou parentes para estarem "a postos" para ajudar.

Envolva as crianças em atividades
Se as crianças já são maiores, procure atividades extracurriculares para elas. Isso ajuda em quatro aspectos:

1. Minimiza a exposição das crianças aos comportamentos borderlines.
2. Aumenta a confiança e a autoestima delas.
3. Deixa-as em contato com outros adultos que gostam delas.
4. Reduz parte da pressão sobre você.

Se você quer se divorciar
Se você decidiu se divorciar do cônjuge borderline, talvez esteja preocupado achando que não estará presente para interferir se a pessoa se tornar abusiva. Esse medo é muito mais comum entre homens do que entre mulheres, o que é justificável.

Alguns homens que pediram a guarda dos filhos nos disseram que enfrentaram três obstáculos principais:

1. A justiça costuma ser tendenciosa em favor da mãe. Isso está mudando, porém lentamente.
2. Muitas vezes, o abuso emocional não pode ser comprovado no tribunal. Os juízes sabem que os pais que brigam pela guarda costumam fazer afirmações falsas ou exageradas. Assim, a não ser que você tenha o parecer de um especialista ou de testemunhas, seus argumentos podem ser desacreditados.
3. Algumas mulheres borderlines, desesperadas com a perspectiva de perder a guarda dos filhos e furiosas com o marido por abandoná-las, usam táticas desonestas para difamar seus cônjuges. Dentre as estratégias estão negar visitas, pedir uma medida restritiva e fazer falsas acusações de abuso sexual das crianças.

Pelo seu bem e o de seus filhos, se você é um homem que está lutando pela guarda, é absolutamente fundamental obter quanto antes o apoio de um advogado experiente em questões semelhantes e em lidar com o tipo de tática que acabamos de descrever.

O advogado, mediador e terapeuta William A. Eddy tem reputação internacional como especialista em disputas legais com personalidades de alto conflito, especialmente com pessoas com TPB e com TPN.

Eddy observa: "Lidar com pessoas de alto conflito geralmente implica usar habilidades que são o oposto do que sentimos vontade de fazer. Aprender essas habilidades requer tempo e prática, mas pode fazer uma diferença incrível para solucionar, administrar e conter disputas desse tipo."

A principal mensagem de Eddy é que o processo de divórcio estabelece as bases para o relacionamento do não borderline com o filho depois do divórcio, e a chave para o sucesso disso é usar o que ele chama de "abordagem assertiva": sensível sem ser passiva e persistente sem ser agressiva.

A abordagem assertiva tem cinco princípios:

1. **Pensar estrategicamente, não reativamente.** Quando estiver com raiva, pare e pense. Não aja impulsivamente.
2. **Escolher suas batalhas.** Converse com seu advogado sobre quais questões precisam de resposta e quais não precisam. Por exemplo, algumas mensagens provocadoras frequentemente não precisam de resposta.

3. **Não se tornar um alvo.** Quando estiver no tribunal, saiba que as coisas inocentes que você disse e fez podem ser deturpadas para o adversário tirar vantagem. Mantenha a compostura.
4. **Ser muito honesto.** As meias verdades são mais difíceis de negar do que as declarações que você pode provar que são totalmente falsas. Você precisa dessa credibilidade para se contrapor às acusações emocionais.
5. **Reunir provas que mostrem a verdadeira natureza dos padrões de comportamento do seu cônjuge.** Algumas das provas mais úteis podem surgir durante o processo judicial.

Como conversar com crianças mais novas

Johnston e Roseby aconselham que os pais de crianças entre 4 e 6 anos simplesmente lhes deem mensagens boas e positivas, como: "Isso não é verdade. O papai ama muito você, não importa o que os outros digam." Elas aconselham: "Não se preocupe em negar o que a mãe está dizendo; as crianças são pequenas demais para entender a motivação e só podem guardar um conjunto de informações de cada vez."

Como conversar com crianças mais velhas

Quando são mais velhas – entre 8 e 10 anos –, as crianças conseguem identificar perspectivas diferentes. Seu objetivo é não colocar as crianças em cima do muro ao contar "seu lado da história", mas dar a elas informações factuais que as levem aos poucos a acreditar na verdade. Lembre a elas todas as coisas amorosas que vocês fizeram juntos, usando exemplos concretos do passado recente. Ajude-as a explorar os próprios sentimentos e garanta que você as ama. Independentemente do que você disser, não fale mal da outra pessoa.

Aqui vai um exemplo do que você pode dizer a uma criança. A mensagem central para um adolescente será a mesma, porém a linguagem será diferente:

"Sabe, o divórcio é um negócio muito difícil para a mãe e o pai. Quando as pessoas se separam, todo mundo fica magoado. E acho que neste momento a mamãe está com muita raiva do papai. E quando sua mãe está com raiva, ela costuma pensar coisas muito ruins sobre as pessoas. Lembra quando eu cheguei tarde em casa no seu aniversário? Sua mãe disse a você que eu tinha saído com os amigos, mas depois você ficou sabendo que um prego tinha furado o pneu do meu carro. Naquela noite eu lhe dei de presente uma bola de basquete, a gente foi ao parque e se divertiu muito, jogando. Naquele dia eu amei você, e amo hoje, e sempre vou amar, não importa o que lhe disserem. E se você sentir medo, pode me ligar na hora, que eu vou estar pertinho de você pelo telefone, seja de dia ou de noite."

ABE

Há algumas semanas eu estava de férias com meus três filhos (sem minha mulher). Eu lhes disse que eles podem ter ouvido a mãe falando coisas ruins sobre mim. Disse que não precisavam acreditar no que ela diz – que podem acreditar no que sentem ou veem que é verdade. Também disse que eu não iria obrigá-los a enxergar as coisas do jeito da minha mulher ou do meu jeito, que eles podiam decidir sozinhos o que é verdade. E que se eles decidirem ter uma opinião diferente da minha, mesmo assim vou amá-los e não vou ficar com raiva deles. Deu para ver que essas palavras os ajudou muito.

Para quem está pensando em ter filhos

Neste capítulo fornecemos uma variedade de sugestões para proteger as crianças do comportamento borderline. Gostaríamos de encerrar com o seguinte pensamento: se você e seu parceiro borderline não têm filhos, mas estão considerando isso, sugerimos adiar até que ele esteja com a recuperação adiantada.

Eis o motivo: ter as emoções invalidadas é um dos maiores gatilhos para os borderlines, como explicamos no Capítulo 6. No entanto, os filhos invalidam constantemente os pais – ser criança é isso.

Quando os pais estabelecem regras e limites necessários, as crianças não lhes agradecem por proporcionarem diretrizes. Em vez disso, elas choram, gritam e podem berrar: "Você é o (a) pior pai (mãe) do mundo!". Quando os pais se sentem assoberbados e pedem que as crianças lhes deem um pouco de paz e silêncio, elas podem demandar a atenção do pai ou da mãe, pedindo que leiam um livro para elas ou que as leve ao shopping. E quando os pais quiserem intimidade com os filhos, eles podem decidir afirmar a própria independência.

Os pais podem ensinar aos filhos alguns valores que estes optam por rejeitar. E frequentemente os filhos demoram muito para valorizar os sacrifícios feitos pelos pais – geralmente isso só acontece ao se tornarem adultos e também terem filhos.

Criar filhos é o trabalho mais difícil do mundo. A invalidação constante faz parte dele. Certifique-se de que você faz o que é melhor a longo prazo para você, para seu cônjuge e para os filhos que vocês podem trazer ao mundo.

TERCEIRA PARTE
Resolva questões delicadas

CAPÍTULO 10

O golpe final: o filho borderline

LAURIE, CUJA FILHA TEM TPB
Minha filha Maria está com 21 anos, mas, quando tinha 14, eu descobri que ela estava fazendo sexo, matando aula, fumando, bebendo, ignorando todas as regras, saindo sem autorização, recebendo rapazes em casa, recusando-se a fazer os deveres e, no meio do caminho da escola, trocando as roupas com que tinha saído por outras inadequadas. Fui chamada pela segurança do shopping quando ela tentou roubar bijuterias, mesmo tendo dinheiro para pagar. Levei-a a vários terapeutas e orientadores educacionais. Não somos ricos, mas fizemos tudo o que estava a nosso alcance, exceto a internação. Hoje, quando me lembro disso, eu gostaria de tê-la internado quando ela era adolescente.

Também tentei esconder dos outros os problemas dela, mas agora gostaria de ter sido honesta e deixado que soubessem o que estava acontecendo. É que isto é a única coisa que realmente a afeta: ela odeia ficar sem graça. É claro que eu teria vergonha também, mas valeria a pena, se isso ajudasse.

Hoje em dia ela continua com sua vida caótica, e tem uma filha de 2 anos, que mora com ela num apartamento horrível. Isso me preocupa tanto que já liguei até para o conselho tutelar, mas, como Maria não é uma viciada em drogas de caso grave, eles não fazem nada.

Meu conselho a outros pais é o seguinte: se seu filho tem problemas sérios, consigam o máximo de ajuda possível quando ele for novo. Se isso implicar interná-lo, não hesitem em fazê-lo. Eu gostaria de ter sabido, na época, que Maria tinha transtorno da personalidade borderline e gostaria que tivéssemos tido terapeutas que identificassem o problema e a ajudassem. Quase sempre eles me culpavam pelo comportamento dela, mas eu estava dando meu sangue pra tentar ajudá-la.

Os pais precisam de ajuda. No entanto, muitos profissionais da saúde mental ainda acreditam que somente adultos podem ser diagnosticados com TPB. Alguns até conseguem diagnosticar pessoas com menos de 18 anos com o transtorno, mas preferem não revelá-lo aos pais para evitar a estigmatização. Porém, silenciar-se sobre uma questão de saúde mental é tão antiético quanto não abordar qualquer outro problema físico, quer a pessoa doente seja adulta ou criança.

Eis o que costuma acontecer com uma pessoa jovem com TPB:

O pai ou a mãe a leva a vários especialistas. Cada um dá um diagnóstico diferente, de TDAH até "uma pessoa ruim". Depois, finalmente, algum especialista declara que a criança é bipolar, porque tanto o TPB quanto o transtorno bipolar envolvem mudanças de humor. Porém, como já dissemos no quadro da página 52, os dois transtornos são muito diferentes, assim como seus tratamentos. Enquanto isso, tanto o pai ou a mãe quanto o filho ficam cada vez mais frustrados.

Ao contrário do que alguns médicos acham, o *DSM-5* não recomenda – mas também não proíbe – diagnosticar crianças com TPB ou com outros transtornos mentais. E mais:

- O Instituto Nacional de Saúde Mental dos EUA postou na internet a seguinte informação sobre TPB: "Os sintomas reconhecíveis tipicamente aparecem durante a adolescência ou no início da vida adulta, mas os primeiros sintomas da doença podem ocorrer na infância."
- A Administração de Serviços de Saúde Mental e Abuso de Drogas dos EUA (SAMHSA) detalhou, em um relatório sobre TPB feito para o Congresso daquele país, que:

    Ainda que raramente seja feito um diagnóstico de TPB para crianças e adolescentes, pesquisas demonstram que os sintomas e os fatores de risco para o transtorno podem ser observados mesmo em crianças pequenas. Os comportamentos autolesivos costumam estar presentes em pessoas com TPB e podem surgir já entre os 10 e 12 anos. Para evi-

tar anos de incapacitação, é essencial focar no diagnóstico precoce do TPB. Muitos pacientes e familiares que entrevistamos lamentaram os anos perdidos pela ausência de detecção e intervenção precoces ou por causa de múltiplos diagnósticos errados.

- O psiquiatra Blaise Aguirre, diretor médico de uma unidade de TPB para adolescentes no Hospital McLean e autor de *Borderline Personality Disorder in Adolescents*, escreve: "Duas coisas são absolutamente claras. Primeiro, os adultos com TPB quase sempre reconhecem que seus sintomas e seu sofrimento começaram na infância ou na adolescência. Segundo, alguns adolescentes têm sintomas tão consistentes com o TPB que seria antiético não fazer o diagnóstico e tratá-los de acordo."

E aqui vai outro motivo que prova ser crucial que as crianças sejam diagnosticadas antes de se tornarem adultas: quando um jovem faz 18 anos, ele entra para o serviço militar, tira carteira de motorista e, em termos gerais, passa a fazer parte do mundo adulto. Mais importante: nessa altura, os pais não têm mais autoridade legal sobre eles. Com muita frequência, nada mais resta aos pais senão olharem, apavorados, para o filho adulto com TPB enquanto ele vai ficando cada vez mais doente e cada vez mais descontrolado.

AVA, CUJA FILHA TEM TPB
Quando Karen tinha 16 anos, ela relutava em se consultar com o psiquiatra, mas geralmente eu conseguia convencê-la a ir. Porém, agora que ela está com 18 anos, eu não consigo mais que ela faça o tratamento tão necessário. Praticamente todo mundo vê que ela ainda precisa de ajuda – só ela mesma é que não enxerga isso.

Crianças e adolescentes com TPB x crianças e adolescentes sem o transtorno

Alguns médicos argumentam que é impossível diferenciar um adolescente comum de outro com TPB. Isso é obviamente errado. Assim como os médicos conseguem distinguir os pacientes temporariamente deprimidos daqueles que sofrem de depressão clínica, um bom profissional da saúde mental pode diferenciar o comportamento de um adolescente normal do comportamento de alguém com TPB.

Seu filho pode tingir o cabelo de azul, fazer um corte moicano e colocar *piercing* em lugares do corpo que você não aprova. Pode revirar os olhos para você, recusar-se a limpar o quarto e, às vezes, entrar nele intempestivamente e bater a porta. Mas tudo isso é superficial, são coisas típicas de adolescentes.

Por outro lado, alguns adolescentes com TPB ficam raivosos repetidamente. Eles podem atirar objetos, machucar os outros ou a si próprios e aterrorizar os irmãos (e possivelmente os professores ou os pais).

De modo semelhante, muitos adolescentes experimentam drogas que alteram o humor. Mas experimentar maconha é muito diferente de desenvolver uma dependência de metanfetamina ou heroína – o vício é comum entre jovens com TPB.

Muitos adolescentes pensam, durante um breve período, em se machucar ou se matar, especialmente se sua vida estiver ruim, porém poucos levam isso adiante. Em contrapartida, os jovens com TPB correm um grande risco de se cortarem e/ou de tentarem suicídio.

COMPORTAMENTO TÍPICO DE ADOLESCENTES X COMPORTAMENTO BORDERLINE

Adolescente típico	Adolescente com TPB
Pode tentar se cortar uma vez porque outros adolescentes conhecidos o fizeram. Como dói, ele para.	Pode tentar se cortar. Quando o faz, descobre que esse ato o leva a se sentir mais real e mais vivo. Com o tempo, cortar-se vira parte de como ele enfrenta a situação quando se sente sobrecarregado ou perturbado.
Pode ocasionalmente, ou mesmo com frequência, não chegar no horário combinado. Por exemplo, chega em casa à meia-noite, não às 23 horas, mas demonstra remorso e pede desculpas.	Fica fora de casa a noite inteira, chega às 5 da manhã ou mais tarde e diz aos pais que isso não é da conta deles.

Adolescente típico	Adolescente com TPB
Não vê mais os pais como infalíveis ou super-heróis, mas como seres humanos normais.	Vê os pais tanto como perfeitos quanto como os piores do mundo, com base em algo recente (por exemplo, se prepararam sua comida predileta, se fizeram um elogio ou crítica ou se recusaram qualquer pedido).
Experimenta maconha algumas vezes.	Considera a maconha muito fraca. Experimenta metanfetamina, ecstasy, oxicodona ou alguma outra droga potencialmente perigosa ou viciante. Diz que quer se sentir diferente e melhor.
Discute com o namorado e fica muito chateada. Diz aos pais: "Você não consegue entender como eu me sinto."	Discute com o namorado, fica muito chateada e acredita que agora o namorado a despreza. Diz aos pais: "Isso é porque eu sou inútil e ruim. Mas na verdade *ele* é quem é inútil e ruim. Espero que ele morra!"
Fica com raiva dos pais quando estes impõem limites, como o uso restrito do celular até que as notas melhorem.	Tem ataques de fúria contra os pais por causa da restrição ao uso do celular e diz a eles: "Se você não me devolver meu telefone, vou fazer uma denúncia de abuso ao conselho tutelar." Se os pais não voltarem atrás nas restrições, o adolescente de fato *liga* para o conselho tutelar, que inicia uma investigação da família.
Fica chateado com a mãe depois de um desentendimento. Chuta uma porta, descascando um pedaço da tinta da parede.	Tem um ataque de fúria com a mãe depois de um desentendimento. Joga vários copos na porta, despedaçando-os. Talvez de propósito, pisa num caco de vidro e começa a sangrar tanto, que a mãe precisa ligar para a emergência.

Tratamento para adolescentes com TPB

Quando os adolescentes típicos ficam mais velhos, eles amadurecem e deixam de se comportar daquela maneira. No entanto, os jovens com TPB não mudam seu comportamento – a não ser para pior – se não forem tratados.

O tratamento eficaz para adolescentes com TPB inclui geralmente uma ou mais das seguintes opções:

- Terapia comportamental dialética (TCD)
- Terapia cognitivo-comportamental (TCC)
- Uma combinação de tratamentos feita por um bom terapeuta
- Medicação

Vejamos cada uma em detalhes.

Terapia comportamental dialética (TCD)

A terapia comportamental dialética tem sido adaptada com eficácia para adolescentes e é usada com frequência para aqueles que se mutilam ou são suicidas. Quando empregada por um profissional treinado, a TCD ajuda o adolescente a aceitar que sua realidade, como ele a percebe, pode ser muito diferente de como os outros o veem e de como percebem sua situação. Não se espera que eles concluam que seus pontos de vista estão errados. Eles simplesmente aprendem a aceitar que os outros podem ter visões totalmente diferentes. Os especialistas dizem que a TCD permite que os adolescentes aceitem mais seus sentimentos. Além disso, ela também os ajuda a usar o pensamento para mudar tais sentimentos.

As emoções desreguladas podem ser um grande problema para a maioria das pessoas com TPB. Quando um adolescente borderline não consegue controlar suas emoções, frequentemente pode agir de modo impulsivo e autodestrutivo. Isso porque ele simplesmente não sabe lidar com essas emoções intensas. Assim, a TCD pode ajudá-lo a enfrentar e administrar esses sentimentos.

Terapia cognitivo-comportamental (TCC)

A TCC é uma terapia usada com bastante frequência atualmente. Ela se baseia na premissa de que muitas pessoas sofrem com ideias irracionais que elas usam como princípios operacionais na vida e acabam prejudicando a si mesmas. Com o tempo, um bom terapeuta de TCC descobre as distorções cognitivas mais comuns do paciente. Uma dessas distorções comuns é a *catastrofização*: quando a pessoa pensa que se fracassar num objetivo, sua vida estará destruída. Assim, por exemplo, um adolescente com TPB que tenha tirado uma nota ruim em matemática pode dizer a si mesmo que sua vida acabou. O terapeuta irá ajudá-lo a perceber que, ainda que não seja bom fracassar numa prova, não se trata de um desastre completo. Além do mais, mostrará que existem alternativas, como aulas particulares de matemática e mais tempo de estudos em casa, o que pode criar melhores resultados no futuro.

Combinação de tratamentos personalizada

A maioria dos terapeutas usa uma combinação de tratamentos. Por exemplo, um terapeuta pode usar TCC e alguns aspectos da TCD, como legitimar as emoções do paciente. Outros profissionais podem usar uma combinação de terapia de aceitação e compromisso (TAC), terapia focada na solução, EMDR (dessensibilização e reprocessamento por meio dos movimentos oculares) e várias outras. Um bom terapeuta presta atenção em cada paciente e baseia a terapia nas necessidades dele.

Alguns terapeutas excelentes são especialistas em uma única forma de terapia. Se um tipo particular de terapia funciona bem para seu filho, não é necessário pedir ou exigir abordagens terapêuticas adicionais.

Medicação

É um pouco chocante, mas nos Estados Unidos nenhuma medicação foi aprovada pelo FDA para o tratamento de TPB em adultos ou em adolescentes. Em vez disso, os psiquiatras usam medicamentos *"off label"* (receitados para um tratamento não previsto na bula) com o objetivo de tratar problemas e sintomas específicos. Qualquer decisão sobre medicamentos para seu filho precisa ser tomada por um médico qualificado e capaz – juntamente com você, é claro.

Na tabela a seguir encontra-se um resumo dos medicamentos mais prescritos, sozinhos ou em combinação, para adolescentes com TPB, segundo o psiquiatra Blaise Aguirre, autor de *Borderline Personality Disorder in Adolescents* (Transtorno borderline em adolescentes).

MEDICAMENTOS USADOS PARA TRATAR TPB EM JOVENS

Tipo de medicação	Exemplos	Efeitos
Medicamentos antipsicóticos (neurolépticos) em pequenas doses	Olanzapina, Abilify, Seroquel, Risperdal	Reduzem a ansiedade, paranoia, raiva/hostilidade, depressão e sensibilidade interpessoal
Antidepressivos	ISRSs, inclusive Prozac, Zoloft, Paxil, fluoxetina e fluvoxamina Antidepressivos tricíclicos, como imipramina	Reduzem a ansiedade, depressão e mudanças bruscas de humor; podem ter efeito energizante
Estabilizadores de humor	Depakote, Topamax, Lamictal	Reduzem a irritabilidade, a raiva e a agressividade impulsiva

(Vale observar que, até a data da publicação deste livro, todos os estudos sobre esses medicamentos e seus efeitos sobre o TPB foram realizados com adultos.)

Tenha em mente que todos esses medicamentos têm efeitos colaterais – dentre os quais se incluem, infelizmente, pensamentos suicidas. Além disso, idealmente, um único médico deve estar encarregado de *todos* os medicamentos do seu filho, inclusive os psiquiátricos e os destinados a outras doenças.

Como os jovens com TPB em geral acabam se consultando com vários médicos ao longo dos anos, muitos acabam tendo uma variedade enorme de receitas de medicamentos. Se esse for o caso de seu filho, você precisará administrar todos eles. É fundamental criar (e, à medida que for necessário, atualizar) um documento escrito detalhando todos os remédios usados pelo seu filho, incluindo, para cada um deles:

- Nome (tanto os nomes comerciais quanto os genéricos)
- Dosagem atual (quantidade e frequência)
- Dosagem anterior (se aplicável)
- Objetivo
- Efeitos colaterais (potenciais e observados)
- Sua avaliação sobre a eficácia (ou falta de eficácia)

Sempre que seu filho se consultar com um novo médico, você deve fornecer a ele as informações sobre todos os medicamentos que têm sido usados.

Como encontrar um bom profissional

Provavelmente não será fácil encontrar um bom profissional da saúde mental que tenha a combinação ideal de habilidades, treinamento e experiência. Em termos ideais, você deve procurar alguém que:

- Tenha experiência em tratar pessoas – inclusive jovens – com TPB.
- Esteja disposto a conversar honesta e abertamente sobre seu filho – mas sem violar o sigilo das sessões individuais com ele.
- Seja claro em relação aos objetivos dele com seu filho, e a quantas sessões serão necessárias para obter progresso.

Qualquer terapeuta que você escolher deve presumir que seu filho *pode* fazer progresso. Um profissional que acredite que as pessoas com TPB jamais podem melhorar e que por isso estão condenadas ao fracasso é o terapeuta errado para seu filho.

O TPB é difícil de ser tratado, mas sem dúvida é tratável mediante a ajuda de um terapeuta dedicado e talentoso. Ainda que você não deva pedir nem esperar uma solução rápida para todos os problemas do seu filho, se o terapeuta não tiver uma filosofia de esperança, ele não é a pessoa certa para ajudar seu filho.

Por fim, siga os seus instintos. Se um profissional parece superficialmente bom mas alguma coisa em você grita *Não, não, não!*, ouça sua voz interior. Alguma coisa pode estar errada, ainda que você não saiba exatamente o quê. Confie no seu instinto.

Aqui vão algumas perguntas que você pode fazer a um terapeuta que esteja pensando em contratar:

1. Você acha que as crianças ou os adolescentes podem ter sintomas de transtorno da personalidade borderline? (A resposta certa, claro, é *sim*.)
2. Você e eu podemos nos encontrar periodicamente para falar sobre como as coisas estão indo? Posso ligar para tirar dúvidas? (A resposta às duas perguntas deve ser *sim*, a não ser que seu filho tenha 18 anos ou mais).
3. Você acha que pode ajudar meu filho? (Ainda que ninguém possa dar garantias numa terapia, dentre as boas respostas estão *sim, certamente, muito provavelmente* e *creio que seu filho pode fazer progresso*.)
4. Você acha que todos os jovens com TPB sofreram abusos? Ou enxerga esse transtorno como resultado tanto da natureza quanto da criação? (A resposta deve ser *não* à primeira pergunta e *sim* à segunda.)
5. Que tipos de terapias você usa com seus pacientes? (Dentre as boas opções estão TCD, TCC, EMDR, TAC ou algum outro tratamento que tenha se mostrado eficaz para pessoas com TPB.)

Seu cônjuge e sua família

Ter um filho com borderline cobra um preço alto do casamento. Você e seu cônjuge precisarão discutir como será a criação dos filhos. Isso inclui se apoiarem mutuamente, em especial quando um dos dois se sentir sobrecarregado ou desanimado. Também significa compartilhar – ou revezar – tarefas e responsabilidades, de modo que nenhum dos dois tenha que arcar sozinho com a criação de um filho borderline. Isso significa que vocês devem estar claramente alinhados em todos os aspectos da criação, de modo que o filho não separe vocês dois nem descubra um modo de botar um contra o outro. Criar um filho com TPB é um longo passeio de montanha-russa – mas é muito mais fácil quando os pais estão sentados no mesmo carrinho.

Criar um filho é caro, mas criar um filho com TPB é mais ainda, pois normalmente implica muitos gastos adicionais. Se seu filho precisar de um tratamento com internação, podem ser necessários gastos extras, mesmo que você tenha um bom plano de saúde. Se ele precisar se consultar com vários profissionais, isso pode significar um monte de contas a pagar. Trata-se de algo que você não pode controlar; não é algo que possa ser evitado com planejamento, estratégia ou atitude. Aceite e faça o melhor possível para administrar a situação. Saiba que talvez você precise fazer escolhas muito difíceis (e de partir o coração) e isso não acontece só com você. Afinal, um incontável número de pais de crianças com o transtorno também precisa fazer escolhas semelhantes.

Se você tem mais de um filho, é importante levar em conta as necessidades de todos eles. Pode ser tentador concentrar a maior parte da atenção no filho com TPB, porque ele tem as maiores necessidades. Mas só porque seus outros filhos têm melhor comportamento e são mais autossuficientes, isso não significa que não precisam do seu amor, da sua atenção e do seu apoio. Eles precisam, sim.

É extremamente comum os irmãos de crianças borderlines reclamarem que não recebem atenção dos pais. Com frequência, esse protesto é justificado. Pode ser também que eles não reclamem explicitamente, mas isso não significa que tudo esteja bem. Por dentro, se sentem solitários e com raiva.

Sabemos que conseguir agir assim é como equilibrar vários pratinhos. Você pode achar que a tarefa de criar um filho com TPB está além de sua capacidade, mas é normal esse sentimento. Todo mundo que tem um filho borderline se sente assim às vezes. Você não está *nem um pouco* sozinho.

Quando a situação ficar ruim de verdade, lembre-se – e, se necessário, lembre seu cônjuge – de que a culpa não é sua. O TPB tem um grande componente biológico, que envolve a química e as estruturas cerebrais. Essas coisas estão, e sempre estarão, fora do seu controle.

Além disso procure outros pais que tenham filhos com o transtorno. Não enfrente essa situação sozinho. Na p. 277, você encontrará fontes de orientação específicas. Além disso recomendamos que você também consulte um terapeuta para ajudá-lo a permanecer com os pés no chão, focado, compassivo e realista.

Crianças, TPB e limites

Os adolescentes em geral não sabem lidar com limites pessoais. Quase sempre acham que seus desejos momentâneos são mais importantes do que qualquer outra coisa com a qual você esteja envolvido ou preocupado.

Em geral os adolescentes com TPB desrespeitam os limites dos outros, inclusive os seus. Isso significa que você (e seu cônjuge) precisam ser especialmente cuidadosos, firmes e insistir em estabelecer e manter limites pessoais para seu filho. Estes precisam ser comunicados e estabelecidos muito claramente, ser totalmente consistentes e absolutamente sem concessões (por exemplo, chegar em casa para jantar às 19 horas significa que 19h01 já passou da hora).

Seu filho vai testar, pressionar, questionar e violar (ou ao menos tentar violar) repetidamente esses limites. Você precisará mantê-los com firmeza, estabelecer consequências claras para o caso de ele transgredir e levar adiante as consequências combinadas, absolutamente todas as vezes. Essa atenção cuidadosa aos limites ajudará a impedir que sua família seja envolvida pelo caos.

Jamais estabeleça uma consequência que você não possa ou não queira implementar. E você *precisa* ser firme – tanto quanto foi quando o obrigava a usar a cadeirinha de carro quando ele era pequeno. Com um filho borderline, ser hesitante é pior do que não estabelecer limite algum.

Não importa quanto seu filho implore e prometa ser bom – ou que tenha ataques de fúria porque você é pior que um nazista: se você não mantiver um limite com firmeza ou se não implementar uma consequência de modo consistente, ele aprenderá que o que você diz não tem importância de verdade. Assim, aguente as lágrimas, os gritos e as acusações.

Lembre que, ao estabelecer limites e consequências, você não está tentando mudar diretamente o comportamento do seu filho. O limite é para *você*; é uma ação que *você* faz para manter a família em segurança.

Assim, por exemplo, se seu filho abusa do privilégio de usar o carro, tire as chaves dele, como você disse que iria fazer. E pense nesse ato não como uma tentativa de controlar ou castigar seu filho, mas como um modo de manter a estabilidade e a integridade da família.

Assuma o controle dos cuidados e do tratamento do seu filho

Com o tempo, seu filho pode acabar tendo se consultado com muitos médicos, receber mais de um diagnóstico e se envolvendo com uma variedade de instituições, clínicas e programas. Quer goste ou não, você (ou você e seu cônjuge) precisa ser quem controla o tratamento e os cuidados do seu filho. Vocês precisarão cuidar do planejamento, da programação, da coordenação, do orçamento, dos lembretes, das conversas com os profissionais, das tomadas de decisões e, geralmente, do transporte. Não espere que outra pessoa desempenhe esses papéis – ou que assuma o controle –, porque isso não vai acontecer. Mantenha tudo por escrito. E lembre que ninguém gosta mais do seu filho que você.

Recomendamos manter um registro dos acontecimentos importantes, dos incidentes e das mudanças na vida do seu filho. Isso o ajudará a enxergar padrões no comportamento dele. Também vai facilitar as respostas a perguntas que outras pessoas, como médicos e assistentes sociais, possam fazer sobre seu filho.

A tabela a seguir é um exemplo de um registro assim. O seu, é claro, pode ser feito conforme sua preferência, desde que seja claro e legível.

Data	Local	Detalhes
5/11/20	Clínica	Consulta com a Dra. South. Ela aumentou a dosagem do medicamento X de Mark para 40 mg.
5/11/20	Escola	Conversei com a Sra. Gwande, professora de matemática. Ela disse que Mark deixou de fazer o dever de casa seis vezes, chegou atrasado três vezes e, de vez em quando, "fala demais".
15/11/20	Clínica	Terapia de família hoje. Trabalhamos nas expectativas – nossas e do Mark.
4/12/20	Casa	Grande ataque de fúria de Mark. Ameaçou suicídio, mas se acalmou depois de uma hora. Disse que não confiamos nele. Nós dissemos que não confiamos porque ontem à noite ele chegou em casa duas horas depois do combinado.
6/12/20	Polícia	Mark foi apreendido por beber sendo menor de idade e fomos chamados. Estava com duas garotas que tinha acabado de conhecer.
7/12/20	Casa	Encontramos cortes no pulso de Mark. Sangramento superficial. Mark chorou e disse que se sentia mal por ter nos assustado.

Trabalhe com os profissionais da saúde

Muitos pais se sentem intimidados pelos profissionais da saúde mental. Se for o seu caso, não se esqueça: apesar de estarem ajudando seu filho, eles trabalham para você e sua família. Respeite as opiniões e o conhecimento profissional, mas não presuma que eles estejam sempre certos. Ouça com a mente aberta, faça perguntas e os desafie ou peça mais detalhes, se e quando alguma coisa não parecer certa ou não fizer sentido para você.

Em última instância, você (ou você e seu cônjuge) precisa decidir o que é melhor para seu filho, seja um novo medicamento, um tipo diferente de terapia ou qualquer outra opção que um profissional possa recomendar.

É importante prestar atenção nos seus instintos. Não importa quanto alguém o pressione; se sua voz interior disser que alguma coisa *não* parece certa, mantenha-se firme e não ceda à pressão. Isso é especialmente importante para qualquer diagnóstico de saúde mental. Como pai ou mãe que conhece seu filho por dentro e por fora, você pode julgar melhor do que um médico que teve pouco tempo para avaliar o caso. E lembre-se: até seu filho completar 18 anos, as decisões finais são suas (ou suas e do seu cônjuge).

Consequências, sim; ficar em cima, não

Um pai ou uma mãe helicóptero são aqueles que vigiam o filho na maior parte do tempo e, quando necessário, se abaixam para salvá-lo de consequências ruins quando qualquer coisa, por menor que seja, dá errado – ou parece que *pode* dar errado.

É fácil assumir esse papel quando seu filho tem problemas sérios de saúde mental. *Resista a essa tentação.* As crianças – inclusive as que têm TPB – precisam aprender com os próprios erros. E aprender a andar de bicicleta implica cair algumas vezes. Assim, a não ser que a saúde ou o bem-estar do seu filho esteja mesmo correndo perigo, recue e deixe que ele aprenda com a vida.

No entanto, recompense seu filho quando ele agir corretamente. E se ele não estiver fazendo alguma coisa do jeito certo, dê algum incentivo para que ele mude de comportamento. Melhor ainda, prometa e recompense caso ele mude, ou imponha uma consequência negativa se não mudar.

Por exemplo, imagine que seu filho, Jack, tenha se atrasado várias vezes para as aulas. Diga que se ele chegar à escola no horário certo todos os dias durante a semana, poderá ficar acordado quanto quiser na noite de sexta--feira. Mas se ele se atrasar um dia sequer na semana seguinte, precisará levar o cachorro para passear todo dia depois da aula. (Naturalmente, ajuste a consequência aos gostos de seu filho. Se ele realmente gostar de passear com o cachorro, faça com que isso seja a recompensa.)

Dicas de criação dadas por especialistas

Em seu livro *Parenting a Teen Who Has Intense Emotions* (Criando um adolescente altamente emocional), Pat Harvey e Britt H. Rathbone dão um monte de conselhos úteis. Recomendamos enfaticamente esse livro, e também queremos chamar sua atenção para o que eles denominam "criação equilibrada e eficaz". Com a permissão deles, apresentamos estes pontos e os adaptamos com ideias nossas:

- Estar disposto a mudar.
- Saber que a aceitação é necessária para a mudança.
- Aprender novas habilidades e estratégias.
- Entender que a aceitação leva a menos sofrimento.
- Observar a validade dos vários pontos de vista.
- Saber que mudar o comportamento é difícil, porém necessário.
- Avaliar os prós e os contras.
- Distrair-se temporariamente das situações estressantes.

Estar disposto a mudar

Para ajudar seu filho, às vezes você precisará aprender novas ideias e esquecer as antigas. Por exemplo, se seu filho está gritando com você, pode parecer natural e adequado gritar de volta. Mas seus gritos podem piorar o comportamento dele. Então, em vez de agir da mesma maneira, fale baixo. É difícil, mas tente fazê-lo.

Saber que a aceitação é necessária para a mudança

Parte da mudança é primeiramente aceitar as coisas como estão agora. Se você sempre quis que seu filho tirasse notas altas, mas ele está com notas ruins, o primeiro passo para ajudá-lo a melhorar é aceitar que essas notas refletem o esforço e o nível de empenho dele do momento.

Aprender novas habilidades e estratégias

Você pode ajudar seu filho a lidar melhor com os sintomas do TPB se *você* aprender maneiras novas e melhores de lidar com o transtorno. Por exemplo, você pode participar de uma oficina sobre técnicas básicas de atenção plena ou habilidades de escuta mais eficazes.

Entender que a aceitação leva a menos sofrimento

Quando você aceita que seu filho tem problemas sérios – e que a maioria deles não é culpa sua –, você se liberta de um peso enorme. Além disso, assim que você sabe e aceita que seu filho tem TPB, não precisa passar mais tempo se perguntando qual é o problema e assim pode criar um plano e desenvolver estratégias específicas para ajudá-lo.

Observar a validade dos vários pontos de vista

Em vez de gastar tempo e energia tentando mudar o ponto de vista do seu filho para que seja igual ao seu, considere que se trata apenas de um modo diferente (dentre muitos) de enxergar as coisas. Desde que esse ponto de vista não signifique ameaça para ninguém, deixe que seu filho tenha as próprias crenças e opiniões – que, de qualquer modo, provavelmente mudarão com o tempo.

Saber que mudar o comportamento é difícil, porém necessário

Mudar quase nunca é rápido e fácil. Isso vale para você *e* para seu filho. Porém, enquanto as pessoas não mudarem o que fazem ou dizem, nada poderá melhorar.

Isso não significa que toda mudança que você espera seja viável, especialmente se seu filho resiste fervorosamente à maioria delas. Mas podemos lhe garantir que *alguma* mudança positiva é possível. Mesmo se a doença do seu filho piorar, existem atitudes que *você* pode tomar para administrar melhor seu relacionamento com ele.

Avaliar os prós e os contras

Ao tomar decisões sobre seu filho, não se concentre em um único benefício ou em uma única inconveniência. Faça uma lista com todos os prós e os contras de uma determinada questão, depois compare-os. Isso o ajudará a enxergar com mais clareza o que fazer em seguida.

Distrair-se temporariamente das situações estressantes

Quando seu filho estiver na pior situação possível – gritando com você, dizendo que você é o (a) pior pai (mãe) do mundo e repetindo exigências não razoáveis –, diga algo completamente irrelevante para distraí-lo, como "De quem será aquele conversível vermelho ali na rua?", ou "Estou *morrendo* de fome; preciso comer alguma coisa agora mesmo!". Essas podem parecer distrações bobas – e são mesmo –, mas, surpreendentemente, costumam funcionar.

Tente se distrair também quando se sentir preso ou impotente. Em vez de ficar pensando na situação, vá caminhar, assista a um filme ou ligue para um amigo (mas não fale sobre seu filho).

Christine Adamec, coautora de *Stop Walking on Eggshells for Parents*, tem algumas ideias valiosas para os pais de jovens com TPB, as quais resumimos a seguir em pontos fundamentais. Você perceberá que alguns lembram sugestões dadas anteriormente neste capítulo:

1. **Legitime seu filho todos os dias.** Aqui vão alguns bons exemplos de como fazer isso:
   - Esteja totalmente presente quando ele falar e ouça com atenção. Depois, faça um resumo do que ouviu, com suas palavras, e deixe seu filho corrigir você, se necessário.
   - Quando ele expressar uma emoção, diga que entende por que ele se sente assim e conte que você também já sentiu isso (presumindo que, de fato, tenha sentido).

- Reflita o humor dele. Se ele estiver feliz, aja de modo feliz com ele; se estiver deprimido ou triste, mostre com sua linguagem corporal, sua voz e suas expressões faciais que você consegue *sentir* as emoções dele.
- Se puder adivinhar o que ele está sentindo mas não revelando – por exemplo, se ele está explicitamente com raiva, mas você percebe tristeza por trás da raiva –, mencione essa emoção também.

É fundamental entender que a legitimação não tem nada a ver com o motivo que está *por trás* das emoções do seu filho, o qual pode não fazer nenhum sentido para você. Além disso, ela não tem nada a ver com quão realistas ou adequadas essas emoções possam parecer. Se seu filho está totalmente furioso porque 3 + 3 = 6, a verdade é que ele está com raiva, e é isso que você legitima. A legitimação tem a ver *apenas* com os sentimentos. Pode ser útil imaginar: "*Se* isso fosse verdade, como eu me sentiria?" (Lembre-se: para as pessoas com TPB e TPN, os sentimentos são iguais aos fatos.) Uma mãe disse que, quando finalmente começou a legitimar seu filho borderline, ele chorou de felicidade.

2. **Não se culpe.** O fato de seu filho ter problemas não é culpa sua. Não gaste nem um minuto sentindo culpa ou imaginando que coisa terrível você terá feito para que ele seja como é.

3. **Mantenha uma tabela (ou lista) dos humores do seu filho – especialmente do humor prevalecente durante cada parte do dia.** Isso pode ajudar você a encontrar padrões, como um detetive descobrindo pistas. Por sua vez, esses padrões podem ajudá-lo a lidar melhor com os problemas à medida que surgirem, além de prever alguns problemas potenciais no futuro.

4. **Encontre pelo menos um bom profissional da saúde mental para seu filho, alguém especialista em TPB.** Não basta um terapeuta ser talentoso e atencioso; ele precisa ter larga experiência com o transtorno e ter trabalhado com muitos outros jovens borderlines. Isso é

importante, porque o que funciona com adolescentes típicos costuma não funcionar com os borderlines.

5. **Encontre um bom terapeuta para você (ou para você e seu cônjuge), um especialista em TPB.** De novo, somente uma pessoa intimamente familiarizada com o transtorno entenderá de modo profundo o que você está passando e poderá oferecer recomendações e orientações sensatas.

6. **Não se martirize.** É fácil para *qualquer* pai ou mãe sacrificar-se demais, fazer muito pelos filhos, tirando deles a oportunidade de aprenderem por si mesmos. Isso é ainda mais comum entre os pais de um jovem com TPB – em especial quando esse jovem está gritando, tendo acessos de raiva e afirmando que não pode fazer o que você exige que ele faça. Mantenha-se firme. Proteja seu filho dos danos físicos, mas deixe que ele falhe ou sofra as consequências penosas de alguma ação, inação ou decisão.

7. **Surpreenda seu filho**, especialmente se ele estiver com raiva ou agindo impulsivamente. Se ele estiver tendo um ataque de fúria contra você, conte uma piada idiota ou cante alguns trechos de uma música animada. Se ele estiver acusando você de alguma coisa, levante as sobrancelhas, arregale os olhos e diga em um tom de voz infantil: "Eeeeeca! Eu sou um monstro!" Confusão é melhor do que fúria.

8. **Se seu filho adulto mora com você e não quer seguir as regras da casa, mande-o embora.** Dê um aviso prévio razoável, é claro. E, se ele permitir, ajude-o a fazer a mudança e dê apoio emocional durante o processo. Você deve mandar embora *qualquer pessoa* que não siga as regras da sua casa. Manter esse limite saudável não significa que você é um pai ou uma mãe ruim. Se seu filho tentar fazer chantagem emocional, não ceda. Se, e quando, se tornar necessário expulsar seu filho de casa, mantenha-se firme. Troque as fechaduras, se for preciso, e desligue o celular quando for dormir.

CAPÍTULO 11

Mentiras, boatos e acusações: campanhas de difamação

Nem no inferno se encontra fúria como a de um borderline desprezado.
– Da comunidade de apoio a familiares Welcome to Oz

Algumas pessoas que entrevistamos nos contaram que foram falsamente acusadas de assédio e abuso por parte do ente querido borderline, foram alvo de boatos prejudiciais e até mesmo enfrentaram processos jurídicos sem causa legítima. Tudo isso pode ser classificado como campanhas de difamação.

JERRY
Minha ex-esposa, quando estávamos prestes a nos separar, obteve uma medida restritiva e me expulsou de casa. Ela me proibiu de ver minhas filhas e contou para todos os vizinhos que sou violento. Eles nem querem olhar na minha cara. Ela procurou as pessoas com quem convivo e tentou colocá-las contra mim. Disse ao meu chefe que eu era impotente e que passei herpes para ela! Falou para o advogado dela que eu a estuprei há dez anos, porque tínhamos transado sem o consentimento dela. Faz meses que não a vejo nem falo com ela. Não consigo dormir à noite pensando na injustiça disso tudo. Estou apavorado com o que ela pode inventar sobre mim no tribunal.

Aqui vão outros exemplos de campanhas de difamação:

- A mãe de Valerie, Hannah, contou aos familiares que a filha tinha roubado dinheiro dela e agido com violência em várias ocasiões. Os familiares se recusaram a falar com Valerie. Hanna fez a acusação depois de a filha lhe dizer que não poderia visitá-la no Natal.
- Judy foi perseguida por uma mulher que havia sido sua amiga, Elizabeth. Esta enviava cartas ameaçadoras para si mesma assinadas como Judy. Em seguida, ligava e deixava recados na secretária eletrônica de Judy e implorava que ela "parasse de ameaçá-la". A questão foi parar na justiça, onde Elizabeth desmoronou sob o interrogatório e afirmou que Judy a havia "obrigado" a escrever as cartas ameaçadoras para si mesma.
- O filho de Majel, Rick, estava noivo de uma mulher com TPB chamada Jeri. Esta começou a dizer a Rick que Majel fazia comentários extremamente negativos sobre ele quando não havia ninguém por perto. Ainda que fosse mentira, Rick se sentiu dividido e não sabia em quem acreditar – na mãe ou na noiva.

Nem todas as pessoas borderlines distorcem a verdade. Muitas jamais fariam isso. Aqui não estamos invalidando as experiências de pessoas com TPB que foram vitimizadas, mas estamos dando voz a quem foi falsamente acusado. Todos os tipos de pessoas, tanto as que têm transtornos mentais quanto as que não têm, podem fazer afirmações falsas.

Motivações para as campanhas de difamação

Várias teorias explicam o que pode levar alguém com TPB a fazer uma campanha de difamação. As razões podem ser as seguintes:

Abandono e raiva

Todos experimentamos sentimentos de perda e rejeição quando os relacionamentos terminam ou são ameaçados. Essas emoções são especialmente intensas quando a outra pessoa decide ir embora e nós queremos que o relacionamento continue. Muitas campanhas de difamação parecem se relacionar com abandono, perda ou rejeição, quer sejam reais ou percebidos – e tudo isso é terrível para as pessoas com TPB.

O divórcio – no caso de Jerry – é um exemplo. No caso de Hannah, ela pode ter se sentido rejeitada quando sua filha decidiu não visitá-la. Já Elizabeth pode ter se sentido humilhada quando Judy acabou com a amizade. No entanto, às vezes a perda percebida nem é evidente. Jeri, por exemplo, pode ter sentido que seu relacionamento com o noivo, Rick, era ameaçado pela relação dele com a mãe, apesar de ele ter amor suficiente para as duas.

Johnston e Roseby, em *In the Name of the Child* (Em nome da criança), explicam que o sofrimento pode se manifestar na forma de raiva:

> A perda – seja de um ente querido, da família unida, de esperanças e sonhos ou a ameaça da perda de um filho – evoca poderosos sentimentos de ansiedade, tristeza e medo do abandono e da solidão. Algumas pessoas têm dificuldade em reconhecer esses sentimentos. Em vez disso, encobrem o sofrimento com raiva e tentam impedir a separação inevitável envolvendo o cônjuge em disputas intermináveis. Brigar e discutir são meios de manter contato (ainda que negativo). Mesmo durante as brigas, esses indivíduos têm fantasias de reconciliação. As pessoas que sofreram uma perda dramática no passado (por exemplo, morte ou divórcio dos pais) também podem estar reagindo a esses traumas antigos e não resolvidos.

Identidade e agressão

Uma mulher que se divorcia perde a identidade como esposa; uma mulher cujos filhos crescem pode sentir que perdeu a identidade como mãe. Diante de perdas reais ou percebidas, as pessoas com TPB podem se sentir:

- Vazias
- Insignificantes
- Impotentes
- Incapazes de sobreviver

Johnston e Roseby acreditam que isso pode levar as pessoas a adotarem uma falsa fachada de independência feroz, recusando-se a negociar para não perderem parte de si mesmas. (As autoras chamam essa reação de "Eu brigo, logo existo".) Além do mais, elas podem se tornar exageradamente dependentes e grudadas, ou alternar entre agressividade e grude. Assim, as pessoas com transtorno da personalidade borderline que se enxergam como vítimas podem sentir que as campanhas de difamação ajudam a lhes dar identidade.

Vergonha e acusação

Os problemas de divórcio e relacionamento também podem provocar sentimentos de rejeição, que por sua vez evocam sentimentos de inadequação, fracasso, vergonha e humilhação. Como você sabe, as pessoas com TPB costumam se sentir tomadas pela vergonha e têm baixa autoestima. Assim, podem tentar se encobrir com uma máscara de absoluta competência. Johnston e Roseby dizem que esse sentimento exagerado de fracasso pode levar as pessoas a tentar se livrar de toda a culpa provando que o outro é que é totalmente inadequado ou irresponsável.

As autoras escrevem: "A frágil autoestima dessas pessoas depende de manter todo o sentimento de fracasso do lado de fora do eu. Assim, elas se apresentam com um ar indignado de superioridade raivosa e acusam o ex-cônjuge de ser psicológica e moralmente inferior."

Quando um borderline psicologicamente vulnerável enxerga o abandono do cônjuge como um ataque total e devastador, ele pode desenvolver ideias paranoicas de traição, exploração e conspiração. Johnston e Roseby afirmam: "Enquanto examina os restos do casamento, a pessoa começa a reescrever a história e achar que o cônjuge tramou intencionalmente, desde o início, explorá-la e abandoná-la."

Nesse ponto, segundo elas, o cônjuge "traído" pode reagir agressivamente com um contra-ataque que se torna a obsessão central da vida dele. O outro, e qualquer aliado dele, é visto como perigoso e agressivo. Considerando que foram prejudicadas, essas pessoas se sentem justificadas ao buscar a retaliação. Ou, de modo mais urgente, acreditam num ataque preventivo. Seu lema é "atacar antes de ser atacado".

Avalie seu risco

Analisando dezenas de campanhas de difamação, percebemos várias semelhanças:

- As pessoas com TPB que criavam campanhas de difamação costumavam contar que eram vítimas de outras. Às vezes, até descreviam como buscavam se vingar de pessoas que, segundo elas, as tinham prejudicado no passado.
- As pessoas com TPB com frequência tinham a capacidade de parecerem calmas, lógicas e persuasivas em determinadas circunstâncias. No entanto, quando estavam sob estresse emocional ou sozinhas com entes queridos, pareciam perder a noção da realidade ou ficar paranoicas.
- As pessoas vitimadas por campanhas de difamação costumavam se ver como protetoras ou cuidadoras. Por causa disso, tinham grande dificuldade de cuidar dos próprios interesses. Muitas deixavam de enxergar sinais de alerta, desconsideravam avisos dos amigos, negavam o que estava acontecendo e se recusavam a tomar precauções ou a se defender.

Para a maioria das pessoas, é difícil aceitar que alguém que elas amam poderia fazer alguma coisa para prejudicá-las. Se o amor pela pessoa com TPB ou as lembranças felizes dos bons momentos que vocês passaram juntos estão impedindo que você se proteja, é essencial entender que talvez o borderline não se sinta do mesmo jeito. A clivagem pode deixá-lo incapaz de se lembrar dos sentimentos bons que teve por você ou mesmo de o enxergar como um ser inteiro, com qualidades e defeitos. Em consequência, a pessoa pode vê-lo como um monstro maligno que merece ser castigado. Quanto antes você perceber isso, maior a chance de sair de uma campanha de difamação com a dignidade e seus direitos intactos.

A maioria das reclamações sobre campanhas de difamação vem de homens e mulheres que terminaram um relacionamento recentemente ou que pediram o divórcio de um cônjuge com TPB. Os pais de filhos borderlines são a segunda fonte mais frequente de reclamações, seguidos dos filhos de pais com TPB.

Como combater as campanhas de difamação

Primeiro, um aviso importante: cada pessoa tem uma situação diferente, e cada pessoa com TPB é única. A abordagem certa para uma pode ser totalmente inadequada para outra, mesmo que as situações pareçam familiares. Mas as diretrizes que apresentamos adiante nesta seção podem ser úteis.

> Antes de agir, consulte um bom profissional da saúde mental que esteja familiarizado com sua situação. Se as alegações envolverem a lei, é fundamental discutir seu caso quanto antes com um bom advogado.

Segundo, reconheça que o TPB é um transtorno mental. As pessoas que o têm merecem ser tratadas com sensibilidade, respeito e dignidade. Proteja-se, mas não tente ferir a outra pessoa por rancor ou vingança. Por exemplo, pode ser prudente tirar suas roupas e objetos pessoais de casa antes de pedir o divórcio. Mas contratar uma empresa de mudança e levar metade de tudo o que vocês têm talvez seja ir longe demais. Na verdade, é compreensível que isso possa provocar uma reação hostil.

Reduza sua vulnerabilidade

A melhor maneira de lidar com uma campanha de difamação é impedir que ela aconteça. Se não puder fazer isso, seja proativo e proteja-se o máximo que puder – legal, financeira e emocionalmente.

Algumas campanhas de difamação parecem acontecer sem motivo aparente. Outras, no entanto, parecem ser provocadas por ações que a pessoa com TPB percebe como hostis. Comece dando os seguintes passos:

- Avalie qualquer atitude importante que você possa tomar e que envolva a pessoa com TPB – qualquer coisa mesmo, desde estabelecer limites até pedir o divórcio. Que tipo de reação você pode prever?
- Avalie-se: quais são suas vulnerabilidades e o que você pode fazer antecipadamente para se proteger de qualquer atitude que a pessoa

com TPB possa tomar? Espere pelo melhor, mas prepare-se para o pior. Dentre os fatores típicos de preocupação muitos citam as finanças, os filhos, as propriedades, o emprego, a reputação e as amizades.
- Formule um plano e o implemente antes de tomar qualquer atitude que possa provocar a pessoa com TPB.

Considere o exemplo de Lyndia e sua filha, Elicia. Lyndia precisa dizer à filha que esta não pode sair da clínica para visitá-la no próximo fim de semana. Na última vez que a filha a visitou, acabou ameaçando incendiar a casa se a mãe não a deixasse passar a noite com o namorado viciado em drogas.

Por experiência, Lyndia sabe que, depois que receber o recado, Elicia vai procurar imediatamente seus terapeutas, seus avós ou qualquer outra pessoa que lhe dê ouvidos e que possa acreditar na sua história, para lhes dizer que Lyndia a odeia (e sempre odiou) e é uma péssima mãe, apesar de ela ser uma filha exemplar.

Assim, antes de dar a notícia a Elicia, Lyndia comunica o motivo da decisão a quaisquer pessoas que possam ser envolvidas, de modo que, quando Elicia as procurar, elas já estejam sabendo o que se passa.

Considere não reagir

Pode haver ocasiões em que reagir, seja como for, simplesmente prolonga as atitudes abusivas da pessoa com TPB. Isso porque essa situação pode ser um ato proposital para manter você engajado no relacionamento. Então qualquer reação – especialmente uma reação emocional – pode recompensar o comportamento.

Pense nos desdobramentos, tanto a curto quanto a longo prazo, que virão a partir dos atos da outra pessoa. Se as consequências forem insignificantes ou simplesmente embaraçosas – ou se você acredita que a pessoa com TPB esteja tentando induzi-lo a ter mais contato com ela –, talvez seja melhor deixar a situação pra lá.

Responda às perguntas sem ficar na defensiva

Quando Luke terminou com Alison, ela ficou oscilando entre ideações suicidas e momentos de fúria. Ligava para Luke no horário de trabalho várias vezes ao dia, gritando com ele e implorando que voltassem. Quando ele enfim mudou seu número de telefone, Alison retaliou: ligou para o chefe dele, David, e disse que Luke costumava cheirar cocaína no trabalho. "Ele é viciado", afirmou. "Não confie nele."

Naturalmente, David confrontou o funcionário a respeito da acusação feita por Alison. Na verdade, muitos anos antes, Luke tinha mesmo usado cocaína no trabalho, oferecida por um estagiário. Mas isso acontecera apenas uma vez. Desconsiderando-se esse fato, ele era um empregado responsável que não bebia nem usava drogas no trabalho.

Luke assumiu o que tinha feito, mas enfatizou que aquilo havia ocorrido apenas uma vez. Além disso, explicou o que estava acontecendo, sem expor muito a ex-namorada. Felizmente, David compreendeu a situação e não demitiu Luke por ter agido mal no passado.

Uma pessoa com TPB também pode contar a familiares, amigos e conhecidos mentiras sobre você. Antes de decidir se vai reagir, pense sobre o que você espera. Quer limpar seu nome? Ou existe algo tangível em jogo, como a perda da amizade de pessoas importantes para você?

Quando as consequências dos atos da pessoa com TPB são relativamente pequenas, talvez o melhor seja deixar que os outros descubram que se trata de uma mentira. Por exemplo, se a pessoa conta aos vizinhos que sua nova esposa é uma megera, a melhor estratégia pode ser simplesmente deixar que eles a conheçam e decidam por si mesmos. No entanto, se a pessoa com TPB conta aos vizinhos que você foi preso por espancá-la, e se a opinião deles for importante para você, talvez seja bom estabelecer a verdade.

Ao conversar sobre falsas acusações, tenha em mente as seguintes diretrizes:

- Aja com calma, serenidade e controle, não importa quão chateado você esteja.
- Legitime as preocupações da outra pessoa antes de explicar os fatos. Diga que se os boatos fossem verdadeiros, seria algo muito sério.

- Não menospreze a pessoa que sofre de TPB, mesmo que você ache que ela merece. Em vez disso, expresse com sinceridade sua preocupação por ela ou admita estar espantado com o motivo para ela dizer essas coisas. Cuidado ao mencionar o TPB ou qualquer outro problema psicológico – as pessoas podem não entender e achar que você está tentando depreciá-las.
- Perceba que você não pode controlar o que os outros pensam a respeito de você. Diga o que for preciso e depois deixe pra lá.

BENJAMIN
Eu disse o seguinte a um vizinho que acreditava que eu havia sido violento com minha ex-esposa: "Eu gostaria de esclarecer uma questão. Ouvi dizer que Kassidy lhe contou que fui preso por bater nela. Alguém me disse que ela estava com uns cortes no braço e que ficou mostrando-os para as pessoas e dizendo que eu a ataquei. Compreendo que você esteja horrorizado e não queira falar comigo. Se eu achasse que algum conhecido tivesse feito alguma coisa assim, provavelmente também iria evitá-lo. Mas essa agressão jamais aconteceu. O divórcio não tem sido fácil, mas nunca fiz nada parecido com isso. Entendo que você esteja confuso e imaginando o que realmente aconteceu, mas, como nos conhecemos há algum tempo, eu queria esclarecer a situação. Obrigado por me escutar."

Prepare-se para falsas acusações de abuso feitas por filhos com TPB

Os filhos que acusam falsamente os pais de abuso são um fenômeno crescente. Dentre os motivos estão vingança por abuso percebido, retaliação por serem tratados "injustamente" e tentativa de destruir a lealdade entre os pais.

Como lidar com acusações falsas

Como você pode imaginar, o telefonema de uma criança ou adolescente raivoso para a emergência ou para o conselho tutelar pode ter efeitos devastadores sobre a família. As investigações típicas podem levar mais de um mês para terminar. Enquanto isso, o pai ou a mãe costuma receber ordem judicial para ficar longe do filho e morar temporariamente fora da casa da família. Frequentemente, a criança precisa ficar com o outro cônjuge, que se vê diante do dilema de, ao mesmo tempo, tentar apoiar a criança e o cônjuge acusado. Os amigos da família, parentes e empregados podem cair na mesma armadilha de sentirem que precisam demonstrar apoio à criança e lealdade para com o pai ou a mãe que sofreu a acusação.

Na nossa entrevista com o advogado Charles Jamieson, ele aconselhou o seguinte aos pais de uma criança ou adolescente que faz acusações falsas:

- Mantenha registros detalhados que atestem o diagnóstico ou os comportamentos borderlines do jovem. Dentre os exemplos estão comunicados de autoridades escolares, laudos médicos, documentos judiciais e relatórios que refutem alegações anteriores. Isso aumentará sua credibilidade.
- Faça um diário de suas atividades, registrando onde você estava, com quem estava e o que fez. Se as alegações surgirem semanas ou meses depois do suposto acontecimento, isso pode lhe fornecer um álibi.
- Pergunte se seus outros filhos estariam dispostos a atestar sua inocência às autoridades.
- Se necessário, certifique-se de que uma terceira pessoa esteja presente quando você estiver com a criança.
- Leve a sério todas as acusações. Elas podem virar uma bola de neve. Se necessário, contrate um advogado especializado em acusações falsas.

Como lidar com seus sentimentos

Segundo uma perspectiva emocional, existem algumas coisas que devem estar em mente e que podem ajudá-lo a lidar com a situação. Em geral, as acusações falsas têm a ver com abuso ou negligência. Assim, elas passam por investigações do serviço social ou do conselho tutelar da sua cidade. Ainda que a investigação pareça ser acusatória, lembre que ela é apenas um processo de busca de fatos. Somente provas concretas podem ser usadas nos indiciamentos.

Lembre que ficar na defensiva ou não cooperar pode prejudicar sua situação. Não leve as coisas para o lado pessoal; diga a si mesmo que esse tipo de processo é necessário para descobrir casos de abuso verdadeiro. Em algumas circunstâncias, os pais podem ser separados dos filhos enquanto a investigação prossegue. Os irmãos da criança ou do adolescente com TPB precisam saber que a separação é temporária e que podem ter de responder a perguntas durante a investigação. Enfatize seu amor por eles e a necessidade de que respondam honestamente às perguntas das autoridades legais.

Por fim, tenha em mente que o TPB é uma doença mental. Sentir raiva do seu filho é normal. Porém, lembre que a culpa é realmente da doença, não da criança.

Se seu filho estiver tentando magoar você com uma campanha de difamação, talvez você o considere seu inimigo. Entretanto, na verdade seus inimigos são as seguintes atitudes:

- **Negação:** não fazer nada em relação ao problema, esperando que ele desapareça.
- **Desejo irreal:** não fazer nada porque você tem certeza de que acontecerá um milagre e seu filho mudará de ideia.
- **Reação emocional:** reagir emocionalmente em vez de permanecer calmo e pensar em soluções coerentes para o problema.
- **Martirização:** não fazer nada porque você não suporta magoar os sentimentos do seu filho, que você pode considerar mais importantes que os seus.
- **Isolamento:** tentar lidar com o problema sozinho em vez de pedir ajuda.
- **Adiamentos legais:** não contratar o advogado certo antes de perder os direitos legais e a situação se tornar crítica.

A maioria das pessoas descobre que se reagir rápida e racionalmente e obtiver o auxílio jurídico certo, as campanhas de difamação acabam fracassando. A verdade tem um meio de se revelar, então por fim as mentiras acabam vindo à tona. Agindo de modo adequado, você pode contribuir para que isso aconteça mais cedo.

CAPÍTULO 12

E agora? Como tomar decisões sobre seu relacionamento

Em geral, as pessoas que amam alguém com TPB sofrem muito. Permanecer no relacionamento como está parece insuportável, porém ir embora parece impensável ou impossível. Se você se sente assim, saiba que não está sozinho. Quase todo mundo com quem falamos demonstrou os mesmos sentimentos. Mas você tem opções, mesmo que não consiga enxergá-las agora. Este capítulo irá ajudá-lo a pensar nessas alternativas e chegar a uma decisão pessoal que pareça certa.

Estágios previsíveis

As pessoas que amam um borderline parecem passar por estágios semelhantes. Quanto mais tempo durar o relacionamento, mais tempo parece demorar cada estágio. Ainda que eles estejam listados na ordem geral pela qual as pessoas passam, a maioria das pessoas avança e recua entre diferentes estágios.

Estágio da confusão

Geralmente ele acontece antes do diagnóstico. Nesse estágio, você pode ter dificuldade para entender por que às vezes seu ente querido se comporta de maneiras que parecem não fazer sentido. Você pode procurar soluções que pareçam impalpáveis, pode se culpar ou se resignar a viver no caos.

Mesmo depois de ficar sabendo sobre o TPB, podem se passar semanas ou meses até você de fato compreender racionalmente como a pessoa é afetada por esse transtorno complexo. E, para absorver a informação num nível emocional, pode levar ainda mais tempo.

Estágio direcionado para fora

Nesse estágio você pode:

- Dirigir a atenção para a pessoa que tem o transtorno.
- Insistir em levar a pessoa a procurar ajuda profissional, tentar fazer com que ela mude.
- Fazer o máximo para não provocar o comportamento problemático.
- Aprender tudo o que puder sobre o transtorno num esforço para entender e demonstrar empatia pela pessoa de quem você gosta.

Você pode demorar muito tempo para admitir os sentimentos de raiva e tristeza – especialmente quando o borderline é um dos seus pais ou seu filho. A raiva é uma reação extremamente comum, ainda que pouca gente entenda que a culpa não é da pessoa com TPB.

Entretanto, como a raiva parece ser uma reação inadequada para uma situação que pode estar fora do controle da pessoa borderline, frequentemente os entes queridos a suprimem, e aí sofrem de depressão, desesperança e culpa.

Dentre as principais tarefas para os entes queridos nesse estágio estão:

- Reconhecer as próprias emoções e lidar com elas.
- Deixar que a pessoa assuma a responsabilidade por seus atos.
- Abrir mão da fantasia de que a pessoa borderline vai se comportar como gostaríamos.

Estágio direcionado para dentro

Eventualmente, os entes queridos da pessoa com TPB olham para dentro e fazem uma autoavaliação honesta. São necessárias duas pessoas para haver um relacionamento, e nesse estágio o objetivo é entender melhor seu papel para tornar o relacionamento o que ele é agora. Aqui o objetivo não é a autorrecriminação, mas a aprendizagem e a autodescoberta.

Estágio de tomada de decisões

Armado com conhecimento e ideias, você pode ter dificuldade para tomar decisões sobre o relacionamento. Frequentemente, esse estágio demora meses ou anos. Nele você precisa entender claramente seus valores, suas crenças, expectativas e suposições. Por exemplo, um homem com uma mulher fisicamente violenta vinha de uma família conservadora que desaprovava enfaticamente o divórcio. Seus amigos o aconselhavam a se separar dela, mas ele se sentia incapaz disso, preocupado com a reação da família.

> Seja guiado pelos seus valores – não pelos dos outros.

Você pode descobrir que suas crenças e seus valores foram úteis durante toda a vida. Ou pode descobrir que os herdou da família sem determinar se eles refletem de verdade quem você é. Seja como for, é importante ser guiado pelos seus valores – não pelos dos outros.

Fase de resolução

Nesse último estágio, você implementa suas decisões e vive com elas. Dependendo do tipo de relacionamento, com o tempo você pode mudar de ideia muitas vezes e experimentar diferentes alternativas.

Indo além do preto e branco

É fácil adotar o pensamento do tipo preto e branco do borderline e acreditar que você só tem duas opções: ficar ou ir embora. No entanto, existem muitas alternativas:

- Afastar-se temporariamente da situação sempre que a pessoa ultrapassar seus limites.
- Fazer uma pausa temporária (dias, semanas ou meses) no relacionamento.
- Aprender a despersonalizar as ações da pessoa borderline.
- Manter o relacionamento, mas em casas separadas.
- Tornar o relacionamento menos íntimo.
- Passar menos tempo com a pessoa.
- Alcançar o equilíbrio cultivando seus interesses, amigos e atividades significativas.
- Dizer à pessoa que você só permanecerá no relacionamento se ela estiver disposta a trabalhar com um terapeuta ou fazer mudanças específicas; isso significa cobrar da pessoa qualquer promessa que ela fizer, o que pode implicar ir embora se ela não cumprir a promessa.
- Adiar uma decisão até se sentir confortável com ela.
- Adiar uma decisão até se consultar com um terapeuta e trabalhar alguns dos seus problemas.

Perguntas para fazer a si mesmo

Há perguntas que você deve fazer a si mesmo sobre o relacionamento atual com a pessoa borderline. A maioria delas aborda necessidades importantes que devem ser atendidas nos relacionamentos. As respostas podem lhe dar alguma orientação sobre como proceder. Em geral, quanto maior o número de necessidades e desejos não realizados, e quanto mais "desequilibradas" forem a atenção e a energia no relacionamento, mais provável é que ele não seja saudável.

- O que eu quero com esse relacionamento? De que eu preciso nesse relacionamento?
- Até que ponto posso revelar meus sentimentos a essa pessoa?
- Estou me colocando em perigo físico ao permanecer nesse relacionamento?
- Como essa decisão afetará meus filhos?

- Como esse relacionamento pode afetar minha autoestima?
- Eu me amo tanto quanto amo essa pessoa?
- Eu aceitei que ela só mudará se e quando estiver pronta para isso? Tenho condições de esperar até que isso aconteça ou de viver com as coisas como estão, se isso jamais acontecer?
- Que questões práticas preciso avaliar, em especial as financeiras?
- Eu acredito que tenho o direito de ser feliz?
- Acredito que só tenho valor quando me sacrifico pelos outros?
- Quando me sinto mais contente: quando estou com essa pessoa, quando estou sozinho ou quando estou com outras pessoas?
- Tenho energia e forças para ir contra minha família ou contra outras pessoas que podem ficar chateadas com minha decisão?
- Estou realmente tomando uma decisão minha ou fazendo o que os outros querem?
- Quais são as consequências legais da minha decisão?
- Se um amigo estivesse no meu lugar e contasse a história desse relacionamento, que conselho eu daria?

Quando há crianças envolvidas

Uma pessoa que entrevistamos disse: "Não sou do tipo que acredita que as pessoas infelizes devam ficar juntas por causa dos filhos. Acho que eles ficariam muito melhor vivendo com um dos pais feliz do que com um dos pais totalmente infeliz e o outro completamente delirante."

Ainda que muitos pais se preocupem com o efeito do divórcio sobre os filhos, Janet R. Johnson, diretora executiva do Centro Judith Wallerstein para a Família em Transição, disse na entrevista que fizemos com ela que estudos demonstram consistentemente que a exposição das crianças a conflitos não resolvidos e a abusos físicos e verbais é um preditor mais adequado do ajuste dos filhos na vida adulta do que o estado conjugal dos pais.

Segundo Johnston, o melhor para o desenvolvimento das crianças é um casamento feliz e intacto com os dois pais presentes. Em seguida vem um divórcio em que os pais protegem os filhos dos conflitos. A terceira opção é um casamento infeliz e intacto em que as crianças são expostas a conflitos e abusos verbais. E o pior de tudo é um divórcio cheio de conflitos em que as crianças são postas no meio.

Relacionamentos escolhidos

Quando se trata de relacionamentos escolhidos, descobrimos que a disposição da pessoa com borderline para admitir que tinha um problema e procurar ajuda era, de longe, o fator determinante para o casal permanecer junto ou não.

Dentre as centenas de pessoas com quem falamos, quando o indivíduo com TPB estava realmente comprometido com a recuperação, quase sempre o cônjuge se dispunha a ficar com ele e a ajudá-lo. No entanto, quando o borderline se recusava a assumir qualquer responsabilidade pelos problemas do casal, não importando quanto o cônjuge tentasse salvar o relacionamento, em geral este acabava.

RICHARD

Eu permaneci com minha mulher pelos mesmos motivos que me levaram a me apaixonar por ela. Ela é inteligente, linda, espirituosa, passional e divertida. Quando nos casamos, eu não sabia que ela tinha TPB. Na verdade, eu não sabia o que era isso até ela ter o diagnóstico clínico.

Desde o início eu sabia que existiam problemas. Às vezes eles me frustravam, às vezes me deixavam com raiva, às vezes me matavam de medo. Mas ela ainda era a pessoa que eu amava – e que, por acaso, tinha uma doença mental. Mesmo durante as piores fases, eu nunca pensei em ir embora. Eu não jogaria fora um relacionamento com tanta facilidade, principalmente um relacionamento com tanta coisa boa. Minha mulher estava muito doente, mas eu sempre conseguia enxergar o que havia de bom nela.

Depois de quatro anos de terapia e internações, nosso casamento hoje é caracterizado por muita proximidade. A recompensa pela lealdade tem sido grande – a mesma paixão, a mesma beleza, a mesma espirituosidade que me atraíram continuam presentes. Mas o medo e a confusão do TPB foram embora.

RHODA

Eu terminei várias vezes com meu namorado borderline. Quando ele consegue ver o que está fazendo, quando pede desculpas e me diz que vai mudar, eu volto pra ele.

Para mim, ele vale a pena. É um homem gentil, lindo, apaixonado e generoso. Nunca conheci alguém que me levasse a me sentir mais amada. E ele não pode me destruir porque ele não me define. Eu me defino. E tenho muita sorte porque ele não costuma ter ataques de fúria ou explosões de violência, não me trai e faz um esforço sincero para mudar o comportamento.

Tenho consciência dos riscos. Mas eu o amo e planejo desfrutar da sua presença na minha vida enquanto puder.

MARIE

Meu ex-marido me fez uma visita surpresa certo dia, dizendo que eu não tinha dado chance para o nosso relacionamento (como se vinte anos de chances não tivessem sido suficientes). Mas nem adiantava argumentar, porque ele simplesmente não entendia. O trabalho de buscar um jeito certo de me comunicar com ele era meu. O trabalho de estabelecer limites era meu. O trabalho de entender a doença era meu. Mas qual era o trabalho dele?

Que tipo de relacionamento é possível quando uma só pessoa precisa fazer tudo? Quando ela sozinha precisa demonstrar toda a compreensão, dar todo o perdão e dar tudo ao parceiro necessitado?

Algumas horas depois de ir embora, ele me ligou e disse que estava segurando uma pistola. Eu precisei de toda a minha energia para desligar o telefone. Deixei-o sozinho com seu sofrimento. Eu nem sabia que ainda tinha essa capacidade. Mas tenho. E para mim é ótimo ser dona de meus sentimentos outra vez.

Enquanto escrevo isso, estou olhando meu filho de 8 anos encher uma gaiola decorativa com biscoitos de aveia. É o projeto de ciências dele. Por que isso é relevante? Porque ele está livre e tem segurança para ser quem é, sem o risco de um ataque de fúria ou de abusos verbais por parte de uma pessoa em quem ele deveria poder confiar. Porque a mãe dele está livre e em segurança para deixá-lo ser um menino de 8 anos. Porque todos temos essa opção, e não deveríamos ter que nos desculpar por uma doença que não provocamos.

Relacionamentos não escolhidos

Nos relacionamentos que não são escolhidos – com pais, filhos ou irmãos menores de idade que sejam borderlines –, às vezes a opção não é tanto por ficar ou ir embora, mas por estabelecer e manter seus limites e não deixar que a pessoa com problemas de TPB estrague sua vida. Isso não significa que você precisa se sentir impotente e sem esperança. Ainda que talvez você não possa encerrar o relacionamento ou "romper" com a pessoa, você pode estabelecer limites em relação à quantidade de contato que tem com ela e a quanto de energia você investirá para manter o relacionamento.

> Nos relacionamentos não escolhidos, você precisa estar no controle. Identifique seus limites emocionais e físicos. Reforce-os modelando e reagindo de acordo com o comportamento perturbador da pessoa com TPB. Como adulto, quando o relacionamento causar muita dor e seu parente não se dispuser a mudar, você tem a opção de se afastar temporária ou definitivamente.

SYLVIA
Amo demais meu filho borderline, John. Passei muitos anos vivendo ou morrendo, a depender de como ele estivesse. Ele estava bebendo de novo? Estava se envolvendo em brigas? Gastava toda a grana com besteiras? Eu ia lá e dava mais dinheiro, oferecia um lugar para ele ficar quando mais um colega de apartamento o expulsava. Eu lhe dava ouvidos enquanto ele falava sem parar, me culpando e culpando o pai dele por tudo o que já havia dado errado em toda a sua vida.

As coisas mudaram depois de meu marido ter um infarto. Agora Paul está bem, mas durante algum tempo não sabíamos se ele iria sobreviver. Essa crise me ajudou a perceber que eu vinha me concentrando tanto no meu filho que estava me perdendo, perdendo meu marido e perdendo meu relacionamento com minha filha.

Eu precisava me afastar do caos de John. Assim, estabeleci alguns limites pessoais em relação a livrá-lo das encrencas e a ouvir seu falatório. Como isso o deixou muito contrariado, ele cortou totalmente o contato conosco durante três anos. Isso foi muito doloroso. Mas, com o tempo, ele decidiu que era melhor ter um relacionamento obedecendo aos limites do que não ter relacionamento algum com a gente. Nós o vemos cerca de uma vez por mês. Também nos falamos pelo telefone. É difícil, mas posso viver com isso.

Estou me sentindo um ser humano de novo, com objetivos, sonhos e alegria. Todo mundo se beneficiou dos limites – até ele, eu acho. Ele aprendeu que pode administrar a própria vida sem nós.

Eu ainda gostaria de ter um relacionamento mais íntimo com meu filho. Gostaria que ele cuidasse mais de si mesmo e buscasse ajuda. Mas aprendi a aceitar que não posso mudá-lo. Só posso amá-lo e ser a melhor mãe possível, amando a mim mesma e ao mesmo tempo cuidando do resto da família.

Cura e esperança

Independentemente do que você decidir, pode haver cura e esperança. Cura quando um relacionamento termina e esperança de que seu ente querido se recupere do TPB.

Muitas pessoas do grupo de apoio na internet Welcome to Oz já resolveram seu relacionamento com uma pessoa com TPB. No entanto, permanecem no grupo para apoiar os que precisam e garantir a eles que a vida, de fato, melhora depois de um relacionamento com alguém que tenha TPB.

MARILYN
Faz dez anos que me divorciei do meu ex-marido e ainda estou lidando com as consequências disso. Foi tanto tempo tentando esconder dos outros o comportamento dele que isso me marcou. Confiar nos outros, ter fé no mundo... essas coisas foram destruídas em mim.

Mas agora sou uma pessoa feliz e confiante. A experiência me ensinou muitas coisas sobre mim, coisas que eu tinha evitado e não admitia antes daquela época. Agora, uso minha energia para corrigir as atitudes que considero negativas ou pouco saudáveis. Levo uma vida mais consciente.

Durante muito tempo eu senti raiva, mas foi só até eu finalmente perceber que meu ex-marido não tinha decidido deliberadamente tornar minha vida infeliz. Isso teria acontecido com a vida de qualquer pessoa que tivesse se casado com ele. É inútil culpá-lo por ser quem ele é, e isso não ajuda em nada. A amargura e a raiva são emoções que amarram a gente ao passado. Se eu tivesse me prendido às emoções negativas, jamais poderia recomeçar a vida ou ser feliz de novo.

A última coisa que ouvi dele foi: "Nunca fui feliz na vida." Jamais esquecerei as lágrimas que escorriam pelo rosto dele. E jamais esquecerei a dor e a angústia na sua voz. Eu já havia sido feliz no passado, então sabia que poderia ser feliz de novo. Mas para alguém como ele, que jamais conheceu a felicidade, como deve ser? Eu o havia abandonado, tal como ele achava que todos haviam feito com ele durante sua vida.

Por muito tempo, senti uma culpa terrível. Mas se eu quisesse sobreviver, precisaria deixar aquela culpa pra trás. Eu não podia ajudar aquele homem e não podia me destruir.

Para mostrar que a recuperação é mesmo possível, Rachel Reiland postou a seguinte nota no Welcome to Oz:

RACHEL

Houve muitas ocasiões em que me senti pior do que no início, e eu perguntava a mim mesma se não teria sido melhor nunca ter sabido sobre minha doença ou ter feito terapia. Todo meu modo de pensar precisou ser destruído e reerguido. E, para alguém que luta com a incerteza em relação à própria identidade, houve ocasiões absurdamente assustadoras, em que eu havia desmontado meus antigos modos de pensar mas ainda não havia adotado outros novos.

Durante esse período, eu olhava para um vazio dentro de mim e imaginava se tinha alguma identidade. Por sorte, com a ajuda de um excelente psiquiatra e o apoio do meu marido e dos meus filhos, eu me recuperei do TPB. Mas sei o suficiente para admitir que o que aconteceu comigo não acontece sempre. Algumas pessoas não se dispõem a fazer essa viagem. Outras são totalmente incapazes. Assim, eu nunca esperaria que alguém próximo de uma pessoa com TPB permanecesse no relacionamento. Em alguns casos – talvez muitos –, é necessário e sensato se proteger e continuar com a vida. Mas em outras ocasiões, se você ficar, será recompensado no final com um relacionamento mais íntimo e melhor do que você jamais sonhou ser possível.

Uma das lições mais profundas que aprendi na minha jornada foi a capacidade incrível que as pessoas têm de ser boas, e que este mundo, apesar das dificuldades, das dores e das injustiças, é de fato um lugar milagroso. É tão cheio de amor e gentileza quanto de ódio. Eu saí de tudo aquilo com uma visão da vida que nunca, jamais será a mesma. E isso fez com que toda a dor e toda a luta valessem a pena.

Neste livro você aprendeu o que é o TPB, por que as pessoas com o transtorno agem de determinado modo, o papel que você representa na dinâmica e como recuperar o controle da própria vida.

Entretanto, por mais complexo que possa ser o comportamento borderline, obter conhecimento é a parte mais fácil. A sabedoria está em pegar o que você aprendeu e aplicar à sua vida.

Isso pode ser feito de muitas maneiras, tais como:

- Questionando crenças e valores estabelecidos há muito tempo.
- Enfrentando problemas que você vem evitando há anos.
- Reavaliando a "barganha" não verbalizada que você fez com a pessoa que tem TPB: que as necessidades e os pontos de vista dela são sempre, sempre mais importantes e mais "certos" que os seus.

Ninguém pode sustentar tudo isso por muito tempo sem comprometer seriamente a própria saúde mental.

Não podemos prometer que será fácil. O que podemos prometer é que valerá a pena. Nesse processo, você descobrirá o que valoriza de verdade e quem você é realmente. Descobrirá pontos fortes que você não sabia que tinha. Poucas coisas são mais importantes na vida do que isso. Como disse William Shakespeare, há quatrocentos anos:

> Acima de tudo, sê fiel a ti mesmo,
> Disso se segue, como a noite ao dia,
> que não podes ser falso com ninguém.
> [*Hamlet*, ato 1, cena III]

Esperamos que o conhecimento e as ferramentas que você obteve neste livro sejam úteis pelo resto da sua jornada.

APÊNDICE A

Causas e tratamentos do TPB

Boa parte das informações deste apêndice foi tirada do livro *The Essential Family Guide to Borderline Personality Disorder*, de Randi Kreger, coautora deste livro.

Fatores de risco para o TPB

Não existe uma causa única para o TPB. Em vez disso, há vários fatores de risco que, quando presentes, aumentam as chances de a pessoa desenvolver o transtorno. Os fatores de risco se enquadram em duas categorias: biológicos e ambientais. Uma vulnerabilidade biológica para o TPB combinada com um ambiente problemático pode levar ao desenvolvimento do transtorno. Em algumas pessoas, os fatores de risco biológico podem ser predominantes; em outras, os fatores de risco ambientais têm o papel mais importante.

Fatores biológicos

Disfunções nos níveis de neurotransmissores, além de outras anormalidades no sistema de neurotransmissores, podem levar a problemas de deficiência cognitiva, impulsividade e instabilidade emocional.

Danos na estrutura física do cérebro também podem comprometer. As amígdalas, responsáveis pelo controle da intensidade das nossas emoções e pela capacidade de a pessoa se recompor após emoções fortes, são mais ativas em indivíduos com TPB do que nos outros, conforme mostraram exames de imagem cerebrais.

Quanto à herança genética, o Dr. Robert O. Friedel sugere que não existe um único gene para o transtorno da personalidade borderline. Ele diz que, aparentemente, os genes que aumentam o risco do transtorno podem ser passados adiante por pessoas que têm a doença ou algum transtorno relacionado, como transtorno bipolar, depressão, transtornos por uso de substâncias e transtorno de estresse pós-traumático.

Friedel diz que é fundamental entender que o TPB é resultado de instabilidade em caminhos neurais específicos no cérebro e que os comportamentos problemáticos não são intencionais ou voluntários. À medida que as pesquisas seguirem avançando, poderemos entender melhor os fatores de risco biológicos, o que resultará em tratamentos mais eficazes.

Fatores ambientais

A ideia de que o TPB é resultado de algum tipo de abuso na infância é um mito. Sim, muitas pessoas com TPB *foram* vítimas de abuso, abandono, negligência ou maus-tratos – às vezes, durante anos.

No entanto, não sabemos realmente precisar quantos se encaixam nessa lógica, por falhas nas pesquisas. É que, como os estudos refletem apenas pessoas com TPB que procuraram o sistema de saúde mental ou que são suicidas ou se mutilam, eles não indicam um verdadeiro panorama de toda a população com TPB, porque excluem aquelas pessoas com desempenho superior.

Outro problema é que as alegações de abuso são relatadas pela própria pessoa e podem não obedecer a uma definição de abuso padronizada.

Os fatores ambientais – abuso, negligência, traumas infantis de muitos tipos diferentes – parecem desencadear o TPB em pessoas que possam estar geneticamente predispostas à condição.

Friedel chama esses fatores de "fardos ambientais". Além do abuso, dentre os fardos ambientais podem estar:

- Criação ineficaz – qualquer coisa, desde habilidades inadequadas dos pais até doença mental ou abuso de drogas por parte deles.

- Lar inseguro e caótico.
- Temperamento da criança muito diferente do dos pais, resultando em choque.
- Perda súbita de um cuidador ou da atenção de um cuidador – até mesmo situações corriqueiras, como o nascimento de um novo bebê –, algo que a criança sente como abandono.

Tratamento

A boa notícia é que novas formas de tratar o transtorno estão demonstrando sucesso (falaremos mais sobre isso daqui a pouco). Mas se você estiver ansioso para buscar tratamento para seu ente querido, certifique-se de que ele realmente deseja mudar por motivos próprios – não porque você ou outra pessoa deu a ele um ultimato.

Medicação

Os medicamentos ajudam a reduzir os sintomas do TPB, como depressão, alterações de humor, dissociação, agressividade e impulsividade. Esse tipo de tratamento é muito complicado porque os detalhes de como a química cerebral provoca os sintomas de borderline podem variar muito de um paciente para outro. Os médicos que usam fármacos para tratar o TPB precisam ter formação especializada, e os pacientes precisam ser monitorados cuidadosamente.

Dentre os medicamentos comuns estão:

- Antipsicóticos, como a olanzapina (Zyprexa).
- Antidepressivos, como a sertralina (Zoloft) ou a venlafaxina (Efexor).
- Estabilizadores de humor, como o divalproato de sódio (Depakote) ou a lamotrigina (Lamictal).

Psicoterapia

Existem vários programas voltados para pessoas com TPB que estejam motivadas a trabalhar seus problemas. Esses tratamentos estruturados para o transtorno parecem produzir melhores resultados do que os usuais. No entanto, isso pode se dever a fatores que não são exclusivos desses tratamentos, como:

- Treinamento especializado dos profissionais, o que lhes dá ferramentas mais eficazes.
- Formação dos profissionais, o que lhes dá uma atitude mais positiva em relação à recuperação e ao trabalho com os pacientes.
- Sessões duas vezes por semana em vez de uma.
- Oportunidade de interagir com pessoas que tenham o mesmo transtorno.

Todas essas terapias são direcionadas para o comportamento borderline problemático. Em última instância, para a maioria dos pacientes as decisões sobre o tratamento dependem das terapias disponíveis, do melhor ajuste entre terapeuta e paciente, da cobertura do plano de saúde, entre outros fatores.

Terapia comportamental dialética
A terapia comportamental dialética (TCD) é provavelmente o mais conhecido tratamento estruturado para o TPB. Desenvolvida por Marsha Linehan, a TCD essencialmente ensina os pacientes a se aceitarem como são – o que, por sua vez, permite que eles façam mudanças no comportamento.
Em geral, a TCD consiste em sessões semanais, em grupo, para treinamento de habilidades, como aprender a tolerar o sofrimento, regular as emoções, usar a atenção plena e melhorar as habilidades interpessoais. Além disso, os pacientes realizam encontros individuais, também semanais, com um terapeuta.
A atenção plena é um dos conceitos básicos da TCD (você pode ler mais sobre o assunto no Apêndice B). Atenção plena tem a ver com estar no momento e observar o que acontece ao redor, percebendo suas emoções sem

ser consumido por elas. As pessoas que pensam em fazer TCD precisam estar dispostas a participar da terapia e a preencher formulários diários.

Terapia baseada na mentalização
A terapia baseada na mentalização (TBM) é um tipo específico de psicoterapia desenvolvida para ajudar as pessoas com TPB a se concentrarem no seguinte:

- Fazer uma distinção entre seus pensamentos e os dos outros.
- Reconhecer como pensamentos, sentimentos, vontades e desejos são ligados ao comportamento – algo que faz parte das terapias mais estabelecidas, mas que na TBM é o foco principal.

Terapia do esquema
Segundo seus fundadores, "esquemas" são padrões de vida entranhados e autodestrutivos que podem acontecer quando necessidades fundamentais não são atendidas na infância. Eles dizem que nossos modos de esquemas são desencadeados por situações de vida para as quais somos demasiadamente sensíveis (nossos "gatilhos emocionais"). E podem nos levar a reagir exageradamente a situações ou a agir de maneiras prejudiciais.

Dentre os objetivos da terapia do esquema estão ajudar as pessoas a acessar seus sentimentos verdadeiros, desligar os modos de esquemas autolesivos e atender às suas necessidades emocionais nos relacionamentos.

Programa STEPPS de tratamento em grupo
STEPPS é a sigla em inglês para sistemas de formação de previsibilidade emocional e resolução de problemas (*systems training for emotional predictability and problem solving*). É um programa popular na Holanda, destinado a complementar, não substituir, a terapia tradicional. Como a TBM, o STEPPS usa uma abordagem de treinamento de habilidades. Os familiares são ferramentas importantes para o programa, pois eles aprendem a reforçar e apoiar as novas habilidades do paciente.

O programa consiste em três estágios: conscientização da doença, treinamento de controle da emoção e treinamento de controle do comportamento.

Como encontrar um terapeuta

Infelizmente, esses tratamentos estruturados não estão amplamente disponíveis. Além disso, podem ser caros. Como cada profissional tem a própria "marca" de terapia – ainda que sigam as mesmas escolas de pensamento –, encontrar o terapeuta certo é um pouco como procurar um emprego.

Os terapeutas que tratam o TPB devem ter as seguintes qualidades:

- Acreditam que a recuperação é possível.
- Conhecem as últimas pesquisas e entendem o papel do transtorno mental nas pessoas com TPB.
- Conseguem articular objetivos realistas específicos para a terapia, especialmente nos limites que um plano de saúde pode estabelecer para o tratamento.
- Têm apoio dos colegas para tratar o TPB.
- Confiam na própria capacidade e sabem como as pessoas com TPB podem se comportar. São compassivos com os pacientes que têm o transtorno, mas são inteligentes a ponto de não serem sugados emocionalmente pelos seus modos disfuncionais de relacionamento com os outros, inclusive com os terapeutas.

Peça a algum médico de confiança, amigos ou familiares indicação de psiquiatras especializados no tratamento de transtornos da personalidade, sem mencionar ainda especificamente o TPB.

Depois, verifique se os nomes que recebeu estão na lista do seu plano de saúde. Ligue para os consultórios e pergunte sobre a experiência dos profissionais no tratamento de transtornos da personalidade.

Assim que tiver reduzido a lista a uns poucos médicos, marque as consultas e faça a cada um deles as seguintes perguntas:

- Você trata pessoas com TPB? Em caso positivo, quantas você tratou?
- Como você define o TPB?
- O que você acredita que causa o TPB?
- Qual é seu plano de tratamento para pacientes com TPB?

- Você acredita que as pessoas com TPB podem melhorar? Já tratou pacientes com TPB que melhoraram?
- O que você sabe sobre a tensão de viver com alguém que tenha o transtorno?

Seu objetivo é escolher alguém com experiência em tratar transtornos da personalidade, que entenda que alguns pacientes com TPB funcionam muito bem e podem causar problemas específicos e conheça as verdadeiras causas do TPB. Você quer se certificar de que o médico não acredita, erroneamente, que o TPB é sempre resultado de abusos dos pais, por exemplo.

APÊNDICE B

A prática da atenção plena

Atenção plena para amigos e entes queridos de pessoas com TPB

Um componente essencial da terapia comportamental dialética (TCD) que se mostrou muito eficaz para pessoas com borderline é a atenção plena. O tratamento para o TPB costuma começar pelo aprendizado de habilidades de atenção plena, tendo a pessoa com o transtorno que praticá-las repetidamente durante o tratamento.

Essas mesmas habilidades de atenção plena também podem beneficiar as pessoas que lidam com os sintomas de TPB em entes queridos. De fato, na década passada, a Aliança Educacional Nacional para o Transtorno da personalidade borderline (NEA-BPD, do inglês National Educational Alliance for Borderline Personality Disorder) ensinou habilidades de atenção plena em seu programa Conexões Familiares, que oferece formação, treinamento em habilidades e apoio a familiares de pessoas com TPB.

Atenção plena é consciência sem julgamento. Como observa o pesquisador do assunto Jon Kabat-Zinn, atenção plena é "a capacidade de ter consciência dos próprios pensamentos, emoções, sensações físicas e ações – no momento presente –, sem julgar ou criticar a si mesmo ou sua experiência". Algumas pessoas chamam isso de "estar centrado"; outras, de encorajar nosso "eu verdadeiro".

Frequentemente as pessoas com TPB são governadas pelas próprias emoções. Isso pode levá-las a atitudes destrutivas e impulsivas, como o uso de drogas, contatos sexuais arriscados e automutilação. Na TCD, o objetivo da atenção plena é levar as pessoas com TPB a reconhecer esses padrões de emoções fortes e comportamentos arriscados para agirem de modo mais pensado e menos impulsivo. Na linguagem da TCD, o objetivo da atenção plena é praticar e alcançar a "mente sábia": o equilíbrio entre a "mente racional" e a "mente emocional". Com uma mente sábia, podemos experimentar a vida como ela é e apreciar a ambiguidade e os tons de cinza que costumamos encontrar.

Usamos a mente racional quando abordamos o conhecimento a partir de um ponto de vista intelectual e racional. Na mente racional, nossas emoções são deixadas de lado e nossas reações são planejadas e controladas. Por outro lado, usamos a mente emocional quando nossos pensamentos e comportamentos são controlados pelo nosso estado emocional do momento. Na mente emocional, o pensamento racional é difícil e os fatos podem ser distorcidos para se igualarem aos nossos sentimentos ou legitimá-los.

Com a mente sábia, a emoção e a razão funcionam juntas. Como resultado, agimos de modo adequado e tranquilo, mesmo se nossa vida e nossos relacionamentos parecerem temporariamente fora de controle.

Quando estamos com atenção plena, ficamos abertos à vida em seus próprios termos, totalmente conscientes de cada momento à medida que ele surge e enquanto vai embora.

Em *Dialectical Behavior Therapy Skills Workbook*, Matthew McKay, Jeffrey Wood e Jeffrey Brantley lembram que "para estar totalmente consciente das suas experiências no momento presente, você não deve julgar a si mesmo nem criticar sua situação ou outras pessoas". A criadora da TCD, Marsha Linehan, chama isso de "aceitação radical". (Esse, aliás, é o título de um ótimo livro da psicóloga e professora de meditação Tara Brach.)

A aceitação radical nos permite focar no aqui e agora, evitando, assim, as armadilhas mentais e emocionais de ficar pensando no que está por vir ou no que aconteceu. Isso pode ser especialmente útil ao lidar com os comportamentos imprevisíveis e confusos associados ao TPB.

A atenção plena e a TCD, em termos gerais, ajudam as pessoas com TPB a ficar fora da montanha-russa emocional associada ao pensamento do tipo "preto e branco". Com o tempo, as pessoas que praticam regularmente a atenção plena tendem a ser melhores em suportar a dor, resolver problemas e não criar tumulto e tensão na própria vida e nos relacionamentos. Observe, no entanto, que o objetivo da atenção plena não é experimentar uma felicidade profunda ou uma vida sem estresse ou sem problemas.

Todos temos a capacidade de exercer a atenção plena. É uma habilidade que qualquer um pode aprender. Não há nada de misterioso nela. Basta prestarmos atenção no momento presente. Se uma confusão mental surgir, deixamos que ela apareça e desapareça. Fazendo isso sucessivamente, retornamos ao aqui e agora.

Em geral, isso não é tão fácil quanto parece, especialmente quando estamos aprendendo. Mas todo mundo consegue melhorar se praticar. Nesse processo, também aprendemos muito sobre nós mesmos, sobre os outros e sobre nossos relacionamentos.

A prática da atenção plena pode ajudá-lo a alcançar mais equilíbrio entre sua mente racional e sua mente emocional. Isso o coloca numa posição melhor para reagir com sabedoria às situações estressantes, de um modo balanceado e saudável. Além disso, você tomará decisões melhores, melhorará seus relacionamentos e otimizará seu potencial para o relaxamento físico e mental.

Exercício nº 1 de atenção plena: foco em um objeto

Os objetivos deste exercício são focar a mente em um único objeto e ter consciência da energia mental necessária para permanecer no momento.

Encontre um lugar onde você possa estar sozinho e longe de dispositivos eletrônicos e outras distrações e interrupções. Fique numa posição confortável – sentado ou de pé – que você possa sustentar durante três minutos. Mantenha os olhos abertos e respire normalmente.

Escolha um objeto próximo que você possa enxergar com clareza. Deve ser algo pelo qual você não sinta nada de mais – uma planta, uma cadeira, um livro, uma caneca.

Nos próximos três minutos, concentre sua atenção apenas nesse objeto. Se gostar, olhe-o de vários ângulos. Pegue-o ou passe as mãos nele. Cheire-o, se quiser. Absorva todas as informações sensoriais sobre ele.

Quando sua mente se desviar – e isso vai acontecer –, simplesmente controle-se e volte sua atenção para o objeto. Isso pode acontecer várias vezes, mas não fique frustrado ou se criticando. Simplesmente retorne ao objeto.

Exercício nº 2 de atenção plena: observação de seus pensamentos

O objetivo deste exercício é aumentar sua consciência da própria mente e dos pensamentos. Com o tempo e a prática, isso vai ajudá-lo a não ficar preso, cismado ou perturbado por um pensamento específico.

De novo, encontre um local onde você possa estar livre de distrações ou interrupções. Fique sentado numa posição confortável, com os pés no chão e a coluna alinhada. (Talvez seja necessário sentar-se mais para a frente na cadeira, de maneira a não usar o encosto.) Respire normalmente e mantenha os olhos abertos.

Durante cinco minutos não pense – ou não deixe de pensar – em nada especificamente. Simplesmente observe os pensamentos surgindo, agitando-se e indo embora. Não tente prendê-los, afastá-los ou julgá-los. Deixe que venham e vão.

Se sua mente se distrair ou ficar presa em um pensamento específico, apenas note que isso aconteceu e volte a observar sua mente em silêncio. Se perceber que está fazendo julgamentos ("Não sou muito bom nisso", "Por que estou tendo pensamentos tão horríveis?", etc.), simplesmente perceba o julgamento e volte a observar a mente.

Com a prática, essa habilidade ajudará você a não ficar preso em preocupações ou pensamentos obsessivos. Paradoxalmente, também o ajudará a se manter mais focado em tarefas, interesses ou atividades importantes quando for preciso – como fazer a declaração do imposto de renda, por exemplo.

APÊNDICE C

Você está sofrendo abusos?

Algumas pessoas com transtornos da personalidade abusam de outras – frequentemente das que mais gostam delas. Com o tempo, alguns desses indivíduos que sofrem abuso podem se acostumar com eles e começar a enxergá-los como normais – ou, pior, como se os merecessem.

O dicionário *Merriam-Webster* diz que ser *abusivo* significa usar linguagem dura, repleta de insultos, infligir crueldade emocional ou agir de modo errado ou inadequado.

Abuso doméstico é aquele que ocorre dentro de casa ou na família. *Abuso físico* (ou, quando acontece no lar ou entre familiares, *violência doméstica*) é o abuso que envolve algum tipo de agressão física, como empurrões, tapas, socos ou estrangulamento.

Quando alguém de quem você gosta tem TPB ou TPN (ou as duas coisas), todo o seu mundo pode ficar de cabeça para baixo. Às vezes, você pode questionar o que é verdade e o que é mentira, ou o que é real ou fantasia. Você pode sentir que está sofrendo abusos, mas seu ente querido pode dizer que é *você* quem está abusando *dele*.

Este apêndice ajudará você a reconhecer a verdade sobre seu relacionamento.

As listas a seguir trazem muitas características essenciais para se caracterizar um relacionamento como abusivo – especialmente se envolver alguém que sofre de TPB e/ou TPN. Analise todas as listas e circule todo item que você achar que descreve você, seu ente querido ou seu relacionamento com ele.

Você...
- Sente medo do seu ente querido na maior parte do tempo?
- Evita determinados assuntos por medo de provocar raiva nele?
- Sente que não consegue fazer nada que esteja certo para ele?
- Acredita que merece ser magoado ou maltratado?
- Imagina se é você quem está louco?
- Sente-se emocionalmente entorpecido e/ou impotente?

Essa pessoa intimida você...
- Gritando?
- Humilhando ou criticando?
- Tratando você mal na frente de amigos ou familiares?
- Ignorando ou desconsiderando suas opiniões ou realizações?
- Culpando você pelo comportamento inadequado dele?
- Enxergando você como propriedade ou objeto sexual, não como pessoa?

Você sente medo dessa pessoa porque ela...
- Tem um temperamento ruim ou imprevisível?
- Machuca você ou ameaça machucá-lo ou matá-lo?
- Ameaça fazer mal aos seus filhos ou levá-los embora?
- Ameaça cometer suicídio se você for embora?
- Obriga você a fazer sexo?
- Destrói seus pertences?

Essa pessoa tenta controlar você...
- Agindo de modo excessivamente ciumento ou possessivo?
- Dizendo aonde você pode ou não pode ir, ou o que você pode ou não pode fazer?
- Tentando impedir que você veja seus amigos ou seus familiares?
- Limitando seu acesso a dinheiro, ao seu telefone ou ao carro?
- Vigiando você constantemente?
- Exigindo que você revele suas senhas?

Se você é homossexual, bissexual, transgênero ou não binário, a pessoa...
- Ameaça expor você?
- Diz que você não tem direitos legais?
- Diz que você é depravado(a)?
- Justifica o abuso dizendo que você não é "realmente" gay, bissexual, transgênero ou não binário?

Cada item dessas listas é uma forma de abuso. Quanto mais itens fizerem parte do seu relacionamento com o ente querido, mais abusivo – e potencialmente perigoso – é o relacionamento.

Se você circulou mais de um item nas listas acima, encorajamos você a procurar um terapeuta para falar do relacionamento. Se você circulou dois ou mais, encorajamos *fortemente* que você tenha essa conversa com um profissional da saúde mental *quanto antes*. Além disso, prepare-se para o caso de você precisar se distanciar o mais rapidamente possível do abusador e talvez ligar para a polícia ou a emergência.

Lembre-se, não importa a doença do seu ente querido – e não importa o que ele possa dizer –, o comportamento abusivo continua sendo uma escolha dele.

AINDA é abuso, MESMO que...
- Não tenha acontecido violência física. O abuso pode ser emocional ou verbal.
- O abuso físico tenha acontecido apenas uma ou duas vezes no relacionamento. Vários estudos mostram que se alguém machuca um companheiro uma vez, há mais probabilidade de que isso se repita.
- Os incidentes de abuso pareçam pequenos em comparação com aqueles sobre os quais você leu ou que você viu na televisão. "Foi só um tapinha uma vez" e "Eu só ameaço você quando estou bêbado, nunca quando estou sóbrio" não servem como justificativa. Tampouco é aceitável a frase "A maioria dos caras que eu conheço bate de vez em quando na mulher".
- O abuso tenha parado quando você cedeu, não reagiu e deixou a outra pessoa limitar como você se expressa, aonde você vai, quem você vê e que decisões você toma.

- Você seja homem e seu abusador também seja homem.
- A pessoa seja homem e diga que os homens são naturalmente violentos e não conseguem se conter.
- Você seja pai ou mãe e o abusador seja seu filho ou sua filha.
- Você seja maior do que o abusador.
- A pessoa diga que lamenta muito e que isso não vai acontecer de novo.
- A pessoa diga que está passando por um momento difícil ou está muito estressada.
- A pessoa diga que a culpa é sua.
- A pessoa diga que fez isso porque ama você demais.

O ciclo de violência doméstica

Segundo Cliff Mariani, autor de *Domestic Violence Survival Guide* (Guia de sobrevivência à violência doméstica), a violência doméstica não tratada segue um ciclo previsível e crescente:

- **Fase 1:** período de tensão crescente, à medida que o abuso aumenta e o abusador tenta controlar a vítima. O medo, as obrigações e a culpa da vítima costumam fazer com que o abusador tenha sucesso.
- **Fase 2:** agressões físicas ou emocionais agudas, que parecem aumentar o poder e o controle por parte do abusador.
- **Fase 3:** redução da intensidade e volta a um período de calma relativa. Às vezes, o abusador pede perdão ou expressa remorso. Em geral, isso cria uma falsa sensação de esperança que faz com que a vítima do abuso desista dos planos de ir embora, deixe de documentar o abuso ou de prestar queixa.
- **Fase 4:** retorno à fase 2 – a "normalidade" abusiva, misturada com comportamento carinhoso intermitente.

Se esse ciclo descreve seu relacionamento atual, procure ajuda imediatamente.

Violência doméstica contra homens

Se você é homem e tem um relacionamento com uma pessoa violenta e abusiva, é importante saber que você não está sozinho. A violência doméstica contra homens é muito mais comum do que se imagina – e acontece com homens de todas as culturas e diversos estilos de vida, independentemente da idade, da profissão ou da orientação sexual.

Segundo estatísticas recentes, uma em cada três vítimas de violência doméstica é do sexo masculino. No entanto, os homens costumam relutar em denunciar a violência doméstica ou os abusos em geral porque têm medo de não serem levados a sério ou de que os abusadores se vinguem.

Além disso, eles costumam ficar envergonhados por terem sido vítimas de abuso e se preocupam, pensando "O que as pessoas vão achar se souberem que deixei uma mulher – ou outro homem – bater em mim?", ou "Não quero que riam de mim", ou "Ninguém vai acreditar em mim".

Saiba, entretanto, que *nós* acreditamos em você. Sabemos que um número incontável de homens já foram intimidados, ameaçados e sofreram agressões físicas – por parte de mulheres, de outros homens e dos próprios filhos.

Outra estatística que vai contra o senso comum: apesar de tendermos a associar o *stalking* (crime de perseguição) aos homens, as mulheres têm tanta probabilidade quanto eles de perseguir alguém com a intenção de fazer mal.

Se você está sofrendo abusos por parte de uma pessoa com quem se relaciona, o melhor a fazer é procurar a delegacia mais próxima e explicar a situação. Mostre todas as provas ou qualquer material de apoio que você tenha, como boletins de ocorrência, ferimentos ou fotos. Se você conhece alguém que testemunhou um evento em que você tenha sofrido abuso, leve essa pessoa com você e peça que ela relate o que presenciou. Diga ao policial que você sabe que às vezes é difícil eles identificarem quem é o abusador, e que, como você é homem, está preocupado com a possibilidade de eles presumirem que é você. Mas garanta que você é a vítima, não o abusador, e explique que talvez você precise de proteção algum dia. Isso vai preparar a polícia para o caso de você precisar ligar para a delegacia numa emergência.

E um último conselho: se alguém está abusando de você, ameaçando-o ou machucando-o fisicamente, *jamais* ameace a pessoa de volta e *jamais* a machuque fisicamente (a não ser num caso de legítima defesa). Se você fizer alguma dessas coisas, mais tarde o abusador certamente vai aumentar os fatos, usar a situação contra você e tentar demonizá-lo.

Registre do melhor modo possível todo incidente abusivo. Explique a profissionais de confiança – seu médico, terapeuta, líder espiritual – o que está acontecendo. Se, e quando, seu relacionamento com o abusador terminar, o fato de ter documentado o que aconteceu e contado a profissionais pode fazer diferença em uma disputa no tribunal, inclusive quanto à guarda dos filhos.

Agradecimentos

Em primeiro lugar, gostaria de agradecer aos dois homens da minha vida que tornaram este livro possível: meu marido, Robert Burko, e meu amigo e agente literário, Scott Edelstein.

Scott foi mais que meu agente: foi meu mentor, meu orientador, minha linha direta de emergência, meu principal torcedor, a pessoa que mais acreditou em mim. Quando duvidei que este livro seria publicado, ele me garantiu que eu estava errada. Quando senti vontade de desistir porque estava me sacrificando demais, ele me lembrou das pessoas cuja vida eu tinha mudado. Seu senso de humor e seu apoio inabalável me sustentaram e me ajudaram a acreditar em mim. Sem ele, não haveria esta terceira edição.

Três especialistas me ajudaram demais, principalmente com as pesquisas para o Capítulo 3, sobre o narcisismo. São estes, a quem agradeço do fundo do coração:

- Wendy T. Behary, autora de *Disarming the Narcissist: Surviving and Thriving with the Self-Absorbed.* Ela é fundadora e diretora clínica do Cognitive Therapy Center de Nova Jersey, centro especializado no tratamento de pessoas que sofrem de transtorno da personalidade narcisista.
- Bill Eddy, advogado, terapeuta e mediador. Ele é cofundador e diretor de treinamento do High Conflict Institute, em San Diego, Califórnia (highconflictinstitute.com). É coautor de *Splitting: Protecting Yourself While Divorcing Someone with Borderline or Narcissistic Disorder* e

autor de muitos outros livros. Além disso, é o advogado mais doce que já conheci, e se importa profundamente com adultos e crianças envolvidos em questões de alto conflito.
- Elinor Greenberg, Ph.D., psicóloga e autora do livro *Borderline, Narcissistic, and Schizoid Adaptations: The Pursuit of Love, Adoration, and Safety*. Ela tem um blog sobre narcisismo em psychologytoday.com. Além disso, é especializada no trabalho com pacientes narcisistas.

Obrigada, Wendy, Bill e Elinor. Eu não teria conseguido sem vocês.

Também gostaria de agradecer a Margalis Fjelstad, perspicaz autora de *Stop Caretaking the Borderline or Narcissist: How to End the Drama and Get on With Your Life* e *Healing from the Narcissistic Relationship: A Caretaker's Guide to Recovery, Empowerment and Transformation*. Ela e eu escrevemos para familiares que tenham algum parente com características de transtorno borderline ou narcisista. Somos um grupo bastante pequeno. Em muitos sentidos, ela tem sido minha orientadora e compartilhado comigo seus conhecimentos. Obrigada, Margalis.

Gostaria de agradecer a Rick Remitz e Fahar Faizaan pela dedicação no estabelecimento da organização sem fins lucrativos The Black Sheep Project, voltada para o transtorno da personalidade borderline, e por me dar uma chance única de desenvolvê-la desde o início. Obrigada por me deixar ser a consultora sobre TPB em seu novo filme. Desejo que ele renda milhões de dólares nas bilheterias.

Também gostaria de agradecer à escritora Christine Adamec, cuja ajuda foi fundamental para que eu escrevesse o Capítulo 10, "O golpe final: o filho borderline". Como coautora de *Stop Walking on Eggshells for Parents: How to Help Your Child with Borderline Personality Disorder Without Sacrificing Your Family or Yourself*, ela foi a orientadora perfeita.

Dezenas de médicos, especialistas e defensores do trabalho com TPB em todo o mundo colaboraram com ideias para este livro. Dentre outras pessoas que entrevistei estão Joseph T. Bergs, M.D.; Lori Beth Bisbey, Ph.D.; Barbara Blanton, M.S.N.; James Claiborn, Ph.D.; Kenneth A. Dachman, Ph.D.; Jane G. Dresser, RN; Bruce Fischer, Ph.D.; Marybelle Fisher, Ph.D.; John M. Grohol, PsyD; John Gunderson, M.D.; Perry Hoffman, Ph.D.; Janet R. Johnston, Ph.D.; Otto Kernberg, M.D.; Jerold J. Kreisman, M.D.; Marsha

M. Linehan, Ph.D.; Richard A. Moskovitz, M.D.; Thomas Meacham, M.D.; Susan B. Morse, Ph.D.; Cory F. Newman, Ph.D.; Andrew T. Pickens, M.D.; Margaret Pofahl, ACSW; Joseph Santoro, Ph.D.; Larry J. Siever, M.D. e Howard I. Weinberg, Ph.D. (descanse em paz, Perry Hoffman. Toda a comunidade do TPB sente profundamente sua falta).

Muitos livros não relacionados ao TPB também influenciaram minhas ideias. O principal foi *A ciranda do amor e do ódio*, de Harriet Goldhor Lerner, Ph.D. Seus conceitos fundamentais estão espalhados por cada página deste livro. Quando o li pela primeira vez, há muitos anos, ele mudou minha vida. Sinto-me honrada por poder passar adiante os conhecimentos de Lerner e me sinto em dívida com ela por sua inspiração. Os livros de Susan Forward, Ph.D., também influenciaram este trabalho, principalmente *Chantagem emocional* e *Pais tóxicos*. Recomendo fortemente essas três obras.

Por fim, gostaria de agradecer à minha editora, New Harbinger Publications; à minha mãe, Janet Kreger, por me apoiar na escrita desde o ensino fundamental; e a Edith Cracchiolo, meu anjo da guarda durante todo este projeto.

– R. K.

Muitas pessoas me encorajaram e me apoiaram na escrita deste livro. Gostaria de agradecer a todas elas, e sou especialmente grato às seguintes:

- Monica, minha esposa há 31 anos. Seu amor, sua fé e sua crença incondicionais em mim durante todo o projeto, e em tudo o que fizemos juntos ao longo dos anos, significam tudo para mim. E meus filhos, Zachary, Jacob e Hannah, os quais, cada um de seu jeito especial, me lembram sempre das coisas importantes da vida.
- Minha orientadora na graduação, Kathleen Rusch, Ph.D., que alimentou e apoiou meu interesse inicial pelo transtorno da personalidade borderline. Sem sua orientação e sua confiança, este livro não teria sido possível.

Também gostaria de agradecer a todos os profissionais da saúde e apoiadores que colaboraram com ideias, experiências e conhecimentos. Apesar de não conseguir citar todos eles aqui, continuo sendo inspirado pelo trabalho que fazem diariamente a serviço de pessoas com TPB e suas famílias.

Por fim, gostaria de agradecer à minha coautora, Randi Kreger, e ao nosso agente literário, Scott Edelstein, que me abordou com a ideia de escrever a primeira edição deste livro em 1996. Nunca imaginávamos que, quase 25 anos depois, estaríamos trabalhando em uma terceira edição.

– P. M.

Fontes de orientação

Livros e materiais de áudio sobre TPB e TPN

Para todas as pessoas

Stop Caretaking the Borderline or Narcissist: How to End the Drama and Get on with Life, Margalis Fjelstad (Rowman & Littlefield, 2014)

Esse livro mostra como sair de interações destrutivas e tomar atitudes novas e mais eficazes para se concentrar em seus desejos, suas necessidades e seus objetivos de vida – e permitir que a pessoa com TPB ou TPN cuide de si mesma.

Para os parceiros

Splitting: Protecting Yourself While Divorcing Someone with Borderline or Narcissistic Personality Disorder, Bill Eddy e Randi Kreger (New Harbinger, 2011)

Esse livro é para qualquer pessoa com um cônjuge que tem TPB ou TPN e que tenha pensado seriamente em divórcio (ou foi ameaçada com o divórcio). Ele mostra como contratar um advogado, como entender as pessoas que fazem acusações e os alvos das acusações, como se preparar para uma batalha judicial, como reunir provas, como obter sucesso fora do tribunal e muito mais.

Dealing with High-Conflict People in Separation and Divorce, Bill Eddy (download em áudio em inglês disponível em stopwalkingoneggshells.com)

Nesse áudio de duas horas, Bill Eddy aborda o básico do divórcio de alguém com personalidade de alto conflito, inclusive como administrar seu processo quando você não tem um advogado, como informar ao tribunal sobre personalidades de alto conflito e como lidar com acusações falsas.

Dealing with High-Conflict People in Separation, Divorce, and Co-parenting, Bill Eddy (download em áudio em inglês disponível em stopwalkingoneggshells.com)

Esse áudio de seis horas é o mesmo que o anterior, mas oferece também informações sobre guarda e outras questões relacionadas aos filhos para os pais que estão se divorciando. Dentre os temas estão determinar se seu filho sofreu abusos, administrar seu relacionamento com o pai ou a mãe de alto conflito, administrar seu relacionamento com os filhos em diferentes estágios do divórcio, avaliações de guardas e seus tipos e pedidos de visitas supervisionadas.

Para os pais com um cônjuge que tenha TPB ou TPN (ou as duas coisas)

Raising Resilient Children with a Borderline or Narcissistic Parent, Margalis Fjelstad e Jean McBride (Rowman & Littlefield, 2020)

Se você está criando um filho junto de um cônjuge com personalidade de alto conflito, leia esse livro – o primeiro a tratar do assunto. Demonstrando compaixão para com todos os envolvidos, os autores ajudarão você a parar de ser o cuidador do seu cônjuge e a usar sua energia para proteger seus filhos do comportamento de alto conflito. Além disso, esse livro lhe dará ferramentas para ser um melhor defensor do seu filho.

Para os pais de um filho que tenha TPB ou TPN (ou as duas coisas)

Parenting a Child Who Has Intense Emotions: Dialectical Behavior Therapy Skills to Help Your Child Regulate Emotional Outbursts and Aggressive Behaviors, Pat Harvey e Jeanine A. Penzo (New Harbinger, 2009)

Esse é um guia para diminuir a intensidade das emoções do seu filho e ajudá-lo a expressar os sentimentos de maneiras produtivas. Ele traz estratégias para quando as emoções do seu filho fogem do controle.

Parenting a Teen Who Has Intense Emotions: DBT Skills to Help Your Teen Navigate Emotional and Behavioral Challenges, Pat Harvey e Britt H. Rathbone (New Harbinger, 2015)

"DBT" é a sigla em inglês para "terapia comportamental dialética", uma forma de tratamento para TPB baseada em evidências. Esse livro inclui um guia passo a passo para lidar com comportamentos disruptivos, arriscados e ligados ao abuso de drogas. Dentre outros temas estão como criar filhos de modo eficaz, estratégias de criação específicas, ansiedade, transtornos alimentares, irmãos, suicídio, automutilação e autocuidado para os pais. (Observe a semelhança do título desse livro com o anterior. Os dois se complementam, não se repetem, e recomendamos ambos.)

When an Adult Child Breaks Your Heart: Coping with Mental Illness, Substance Abuse, and the Problems That Tear Families Apart, Joel Young, M.D., e Christine Adamec (Lyons Press, 2013)

Dentre os temas estão o que você pode resolver e de que deve abrir mão, o que fazer quando seu filho fica violento e como ajudá-lo sem destruir sua vida e suas finanças.

Para adultos com uma mãe que tenha TPB ou TPN
(ou as duas coisas)

Understanding the Borderline Mother: Helping Her Children Transcend the Intense, Unpredictable, and Volatile Relationship, Christine Ann Lawson (Rowman & Littlefield, 2004)

Esse livro divide as mães com TPB em quatro tipos, ou conjuntos de sintomas; a abandonada, a eremita, a bruxa e a rainha (a mãe que tem TPB e TPN). Ele ajudará você a identificar o que faltou em seu desenvolvimento na infância e esclarecerá o que você pode fazer, como adulto, para consertar essa carência de desenvolvimento precoce e avançar para uma vida plena de amor e confiança.

Livros sobre TPB

Para todas as pessoas

Borderline Personality Disorder Demystified, Revised Edition: An Essential Guide for Understanding and Living with BPD, Robert O. Friedel, M.D. (Da Capo Lifelong, 2018)

Essa é uma ótima obra de referência para qualquer coisa relacionada ao TPB segundo um ponto de vista psiquiátrico. Friedel examina detalhadamente a história do TPB, os fatores de risco, os tratamentos, o cérebro do borderline, transtornos que ocorrem ao mesmo tempo (doenças mentais que às vezes coexistem com o TPB), o desenvolvimento típico do transtorno, TPB em crianças, medicamentos e muito mais.

The Essential Family Guide to Borderline Personality Disorder: New Tools and Techniques to Stop Walking on Eggshells, Randi Kreger (Hazelden, 2008)

Esse livro aborda as cinco ferramentas básicas que você precisa aprender para lidar com a pessoa na sua vida que tem TPB. Essas ferramentas são: cuidar de si mesmo, descobrir o que mantém você empacado, comunicar para ser ouvido, estabelecer limites e reforçar o comportamento correto. Além disso, ele contém capítulos básicos que abordam tratamento, como encontrar um terapeuta e fatores de risco para o TPB.

Loving Someone with Borderline Personality Disorder: How to Keep Out-of-Control Emotions from Destroying Your Relationship, Shari Y. Manning, Ph.D. (Guilford, 2011)

O livro de Manning é para familiares de pessoas que têm a forma convencional de TPB: os que pedem desculpas e se sentem mal quando magoam alguém, os que buscam terapia, têm pensamentos suicidas e se mutilam. Tal como a maioria dos livros para pais de pessoas com TPB convencional, boa parte dele *é um guia para ajudar seu ente querido. Além disso, o livro de Manning aborda as muitas faces do TPB dentro do sistema de saúde mental*, ensina a lidar com crises médicas e orienta sobre tomar decisões sobre internação. Além disso, tem um capítulo sobre lidar com as próprias emoções.

Para os pais de um filho com TPB

Stop Walking on Eggshells for Parents: How to Help Your Child with Borderline Personality Disorder Without Sacrificing Your Family or Yourself, Randi Kreger, Christine Adamec e Daniel S. Lobel (New Harbinger, 2021)

Esse livro se destina a pais de filhos menores de idade e adultos. A obra explica detalhadamente por que as crianças podem ter TPB e oferece uma ampla gama de dicas aos pais. Ele ajudará você a se orientar nas agências governamentais, no sistema de saúde mental e no sistema educacional. Dentre outros temas estão como obter diagnóstico, internação e *home care*, como manter a sanidade durante situações difíceis, como estabelecer limites e muito mais.

Borderline Personality Disorder in Adolescents: What to Do When Your Teen Has BPD (Second Edition), Blaise A. Aguirre (Fair Winds Press, 2014)

Se você é pai de um adolescente, esse é um livro fundamental. A segunda edição aborda o diagnóstico de TPB em adolescentes, a diferença entre comportamento borderline e comportamento adolescente normal, medicamentos, como o TPB se desenvolve, tratamentos, dicas e estratégias para os pais.

Para qualquer pessoa com um pai ou uma mãe que tenha (ou tenha tido) TPB

Surviving a Borderline Parent: How to Heal Your Childhood Wounds and Build Trust, Boundaries, and Self-Esteem, Kimberlee Roth e Freda B. Friedman (New Harbinger, 2004)

Esse livro oferece uma orientação passo a passo para entender e superar os efeitos duradouros de ter sido criado por uma pessoa que sofre de TPB. Contém estratégias para lidar com a baixa autoestima, falta de confiança, culpa e hipersensibilidade. Além disso, ajudará você a decidir se deve confrontar o pai ou a mãe em relação ao transtorno.

Livros sobre TPN

Para todas as pessoas

Disarming the Narcissist: Surviving and Thriving with the Self-Absorbed, Wendy T. Behary (New Harbinger, 2013)

Esse livro mostrará como os narcisistas enxergam o mundo, como entender o modo como eles enfrentam as situações e por que ser um narcisista pode ser triste e solitário. Ele ajudará a prever e evitar determinadas questões que funcionam como gatilhos e a se relacionar com os narcisistas sem desencadear agressões.

Unmasking Narcissism: A Guide to Understanding the Narcissist in Your Life, Mark Ettensohn, PsyD (Althea Press, 2016)

Esse livro ajudará você a entender os comportamentos narcisistas – e, em última instância, a romper as defesas do narcisista, de modo a desenvolver um relacionamento mais saudável com ele.

Para os parceiros

Healing from a Narcissistic Relationship: A Caretaker's Guide to Recovery, Empowerment, and Transformation, Margalis Fjelstad (Rowman & Littlefield, 2019)

Nesse importante livro, Fjeslstad expõe de forma clara e poderosa o que você precisa fazer por si mesmo para se curar de um relacionamento com um narcisista. Dentre os capítulos estão "Como isso pode terminar?", "Curando-se depois do choque" e "Empoderamento".

No More Narcissists!: How to Stop Choosing Self-Absorbed Men and Find the Love You Deserve, Candace Love, Ph.D. (New Harbinger, 2016)

Esse livro vai ajudá-lo a entender por que você pode sentir atração por pessoas com TPN, como evitar esse padrão no futuro e como passar a ter relacionamentos mais saudáveis.

Outros livros recomendados

When Your Adult Child Breaks Your Heart: Coping with Mental Illness, Substance Abuse, and the Problems That Tear Families Apart, Joel Young e Christine Adamec (Lyons Press, 2013)

The Betrayal Bond: Breaking Free from Exploitive Relationships, Edição Revista, Patrick J. Carnes (Health Communications, 2019)

Chantagem emocional: quando as pessoas ao seu redor usam o medo, a obrigação e a culpa para manipular você. Susan Forward e Donna Frazier. Rio de Janeiro: Rocco.

Pais tóxicos: como superar a interferência sufocante e recuperar a liberdade de viver. Susan Forward e Craig Buck. Rio de Janeiro: Rocco, 2001

The White Knight Syndrome: Rescuing Yourself from Your Need to Rescue Others, Mary C. Lamia e Marilyn J. Krieger (Echo Point, 2015)

A ciranda do amor e do ódio: atitudes práticas para mudar seus padrões de relacionamento amoroso. Harriet Lerner. Rio de Janeiro: Best-Seller, 1991
   Esse livro também é valiosíssimo para os homens.

Get Me Out of Here: My Recovery from Borderline Personality Disorder, Rachel Reiland (Hazelden, 2004)

The Gaslight Effect: How to Spot and Survive the Hidden Manipulations Other People Use to Control Your Life, Robin Stern (Harmony, 2018)

The Buddha and the Borderline: My Recovery from Borderline Personality Disorder through Dialectical Behavior Therapy, Buddhism, and Online Dating, Kiera Van Gelder (New Harbinger, 2010)

Reinventing Your Life: The Breakthrough Program to End Negative

Behavior and Feel Great Again, Jeffrey E. Young, Ph.D., e Janet S. Klosko, Ph.D. (Plume,1994)

Veja também

StopWalkingOnEggshells.com
Esse site foi criado por Randi Kreger em 1995 e reformulado em 2020. Ele oferece uma ampla gama de ferramentas e informações sobre o TPB, inclusive e-books especializados, áudios para download e outros materiais sobre um grande número de temas.

Referências

Adamec, C. *How to Live with a Mentally Ill Person*. Nova York: John Wiley & Sons, Inc., 1996.

Al-Anon Family Group Headquarters. *Detachment*. Virginia Beach, 1981.

Beattie, M. *Codependent No More*. Center City, MN: Hazelden, 1987.

Brach, T. *Radical Acceptance*. Nova York: Bantam, 2004.

Bradshaw, J. *Curando a vergonha que impede de viver*. Rio de Janeiro: Rosa dos Tempos, 1997.

Brodsky, B.; Mann, J. The Biology of the Disorder. *California Alliance for the Mentally Ill Journal*. Vol. 8, nº 1, 1997.

Cauwels, J. *Imbroglio: Rising to the Challenges of Borderline Personality Disorder*. Nova York: W. W. Norton, 1992.

DSM-5. Diagnostic and Statistical Manual of Mental Disorders. Washington, DC: American Psychiatric Association, 2013.

Ellis, T. E.; Newman, C. F. *Choosing to Live: How to Defeat Suicide Through Cognitive Therapy*. Oakland: New Harbinger Publications, 1996.

Engel, B. *The Emotionally Abused Woman: Overcoming Destructive Patterns and Reclaiming Yourself*. Nova York: Fawcett Columbine, 1990.

Evans, P. *Como enfrentar a violência verbal: aprenda a se defender de relações abusivas*. Rio de Janeiro: Sextante, 2015.

Forward, S.; Frazier. *Chantagem emocional: quando as pessoas ao seu redor usam o medo, a obrigação e a culpa para manipular você*. Rio de Janeiro: Rocco, 1998.

Gibran, K. *O profeta*. São Paulo: Madras, 2003.

Golomb, E. *Trapped in the Mirror: Adult Children of Narcissists in the Struggle for Self*. Nova York: William Morrow, 1992.

Gunderson, J. G. *Borderline Personality Disorder*. Washington: American Psychiatric Press, 1984.

Heldmann, M. L. *When Words Hurt: How to Keep Criticism from Undermining Your Self-Esteem*. Nova York: Ballentine, 1990.

Herr, N. R.; Hammen, C.; Brennan, P. A. "Maternal Borderline Personality Disorder Symptoms and Adolescent Psychosocial Functioning". *Journal of Personality Disorders*. Vol. 22, nº 5, pp. 451-465, 2008.

Johnston, J. A.; Roseby, V. *In the Name of the Child: A Developmental Approach to Understanding and Helping Children of Conflicted and Violent Divorce*. Nova York: The Free Press, 1997.

Kabat-Zinn, J. *Aonde quer que você vá, é lá que você está*. Rio de Janeiro: Sextante, 2020.

Katherine, A. *Boundaries: Where You End and I Begin*. Park Ridge: Fireside/Parkside, 1993.

Kreisman, J; Straus, H. *Eu te odeio, não me deixe*. Rio de Janeiro: Sextante, 2023.

Kreisman, J; Straus, H. *Sometimes I Act Crazy*. Nova York: John Wiley & Sons, 1989.

Kübler-Ross, E. *A morte: um amanhecer*. 2ª ed. São Paulo: Pensamento, 1997.

Lerner, H. G. *A ciranda do amor e do ódio: atitudes práticas para mudar seus padrões de relacionamento amoroso*. São Paulo: BestSeller, 1991.

Leving, J. M.; Dachman, K. A. *Fathers' Rights*. Nova York: BasicBooks, 1997.

Linehan, M. *Terapia cognitivo-comportamental para transtorno da personalidade borderline: guia do terapeuta*. Porto Alegre: Artmed, 2010.

Linehan, M. *Vencendo o transtorno da personalidade borderline com a terapia cognitivo-comportamental: manual do paciente*. Porto Alegre: Artmed, 2010.

Links, P. S.; Heslegrave, R. J.; Milton, J. E.; Van Reekum, R.; Patrick, J. "Borderline Personality Disorder and Substance Abuse: Consequences of Comorbidity". *Canadian Journal of Psychiatry*. Vol. 40, pp. 9-14, 1995.

Links, P. S.; Steiner, M.; Offord, D. R. "Characteristics of Borderline Personality Disorder: A Canadian Study". *Canadian Journal of Psychiatry*. Vol. 33, pp. 336-340, 1988.

McGlashan, T. H. "Long-Term Outcome of Borderline Personalities". The Chestnut Lodge Follow-up Study. III. *Archives of General Psychiatry*. Vol. 43, pp. 20-30, 1986.

McKay, M.; Wood, J. C.; Brantley, J. *The Dialectical Behavior Therapy Skills Workbook*. Oakland: New Harbinger Publications, 2007.

McKay, M.; Fanning, P.; Paleg, K.; Landis, D. *When Anger Hurts Your Kids: A Parent's Guide*. Oakland: New Harbinger Publications, 1996.

Moskovitz, R. A. *Lost in the Mirror: An Inside Look at Borderline Personality Disorder*. Dallas: Taylor Publishing Company, 1996.

Nace, E.P.; Saxon, J. J.; Shore, N. "A Comparison of Borderline and Nonborderline Alcoholic Patients". *Archives of General Psychiatry*. Vol. 40, pp. 54-56, 1983.

Nash, M. "The Chemistry of Addiction". *Time*. Vol. 149, nº 18, pp. 69-76, 1997.

Newman, C. F. "Maintaining Professionalism in the Face of Emotional Abuse from Clients". *Cognitive and Behavioral Practice*. Vol. 4, pp. 1-29, 1997.

Novak, J. *Wisconsin Father's Guide to Divorce and Custody*. Madison: Prairie Oak Press, 1996.

Oldham, J. M. "Borderline Personality Disorder: The Treatment Dilemma". *The Journal of the California Alliance for the Mentally Ill*. Vol. 8, nº 1, pp. 13-17, 1997.

Oldham, J. M.; Skodol, A. E.; Kellman, H. D.; Hyler, S. E.; Doidge, N.; Rosnick, L.; Gallaher, P. "Comorbidity of Axis I and Axis II Disorders". *American Journal of Psychiatry*. Vol. 152, pp. 571-578, 1995.

Preston, J. *Shorter-Term Treatments for Borderline Personality Disorder*. Oakland, CA: New Harbinger Publications, 1997.

Reaves, J.; Austin, J. B. *How to Find Help for a Troubled Kid: A Parent's Guide for Programs and Services for Adolescents*. Nova York: Henry Holt, 1990.

Roth, K.; Friedman, F. B. *Surviving a Borderline Parent*. Oakland: New Harbinger Publications, 2003.

Santoro, J.; Cohen, R. *The Angry Heart: A Self-Help Guide for Borderline and Addictive Personality Disorder*. Oakland: New Harbinger Publications, 1997.

Siever, J.; Frucht, W. *The New View of Self: How Genes and Neurotransmitters Shape Your Mind, Your Personality, and Your Mental Health*. Nova York: Macmillan, 1997.

Silk, K. R. "Notes on the Biology of Borderline Personality Disorder". *California Alliance for the Mentally Ill Journal*. Vol. 8, pp. 15-17, 1997.

Stone, M. H. *The Fate of Borderline Patients*. Nova York: Guilford Press, 1990.

Thornton, M. F. *Eclipses: Behind the Borderline Personality Disorder*. Madison: Monte-Sano Publishing, 1998.

Tong, D. *Ashes to Ashes… Families to Dust: False Accusation of Child Abuse: A Roadmap for Survivors*. Tampa: FamRights Press, 1996.

Waldinger, R. J. "The Role of Psychodynamic Concepts in the Diagnosis of Borderline Personality Disorder". *Harvard Review of Psychiatry*. Vol. 1, pp. 158-167, 1993.

CONHEÇA ALGUNS DESTAQUES DE NOSSO CATÁLOGO

- Augusto Cury: Você é insubstituível (2,8 milhões de livros vendidos), Nunca desista de seus sonhos (2,7 milhões de livros vendidos) e O médico da emoção
- Dale Carnegie: Como fazer amigos e influenciar pessoas (16 milhões de livros vendidos) e Como evitar preocupações e começar a viver
- Brené Brown: A coragem de ser imperfeito – Como aceitar a própria vulnerabilidade e vencer a vergonha (900 mil livros vendidos)
- T. Harv Eker: Os segredos da mente milionária (3 milhões de livros vendidos)
- Gustavo Cerbasi: Casais inteligentes enriquecem juntos (1,2 milhão de livros vendidos) e Como organizar sua vida financeira
- Greg McKeown: Essencialismo – A disciplinada busca por menos (700 mil livros vendidos) e Sem esforço – Torne mais fácil o que é mais importante
- Haemin Sunim: As coisas que você só vê quando desacelera (700 mil livros vendidos) e Amor pelas coisas imperfeitas
- Ana Claudia Quintana Arantes: A morte é um dia que vale a pena viver (650 mil livros vendidos) e Pra vida toda valer a pena viver
- Ichiro Kishimi e Fumitake Koga: A coragem de não agradar – Como se libertar da opinião dos outros (350 mil livros vendidos)
- Simon Sinek: Comece pelo porquê (350 mil livros vendidos) e O jogo infinito
- Robert B. Cialdini: As armas da persuasão (500 mil livros vendidos)
- Eckhart Tolle: O poder do agora (1,2 milhão de livros vendidos)
- Edith Eva Eger: A bailarina de Auschwitz (600 mil livros vendidos)
- Cristina Núñez Pereira e Rafael R. Valcárcel: Emocionário – Um guia lúdico para lidar com as emoções (800 mil livros vendidos)
- Nizan Guanaes e Arthur Guerra: Você aguenta ser feliz? – Como cuidar da saúde mental e física para ter qualidade de vida
- Suhas Kshirsagar: Mude seus horários, mude sua vida – Como usar o relógio biológico para perder peso, reduzir o estresse e ter mais saúde e energia

sextante.com.br